Mit Heilpflanzen durch die Trauer

VERLAGSGRUPPE PATMOS

PATMOS
ESCHBACH
GRÜNEWALD
THORBECKE
SCHWABEN
VER SACRUM

Die Verlagsgruppe
mit Sinn für das Leben

Haftungshinweis
Die Gedanken und Anleitungen zum Herstellen der Pflanzenprodukte dienen der Information und Selbstfürsorge. Die Wissensvermittlung und die Anwendungen wurden sorgfältig überprüft und nach bestem Wissen und Gewissen recherchiert, getestet und beschrieben. Die Umsetzung der Praxiseinheiten erfolgt eigenverantwortlich und ersetzt keine ärztliche Beratung. Je nach Vorerkrankung sollte zuvor medizinischer Rat eingeholt werden. Auch für eine fehlerhafte Anwendung oder allergische Reaktionen können die Autorin und der Verlag keine Verantwortung übernehmen. Eine juristische Haftung wird somit ausgeschlossen.

FSC www.fsc.org MIX Papier aus verantwortungsvollen Quellen FSC® C014138

Klimaneutral Druckprodukt ClimatePartner.com/14549-2003-1001

Für die Verlagsgruppe Patmos ist Nachhaltigkeit ein wichtiger Maßstab ihres Handelns. Wir achten daher auf den Einsatz umweltschonender Ressourcen und Materialien.

1. Auflage 2022

Verlagsgruppe Patmos in der Schwabenverlag AG, Ostfildern
www.patmos.de

Umschlaggestaltung: Finken & Bumiller, Stuttgart
Umschlagmotive: Katrin Hauf / unsplash
Abbildungen im Innenteil: © Flor Schmidt, Freiburg
Gestaltung, Satz und Repro: Schwabenverlag AG, Ostfildern
Druck: Finidr s.r.o., Český Těšín
Hergestellt in der Tschechischen Republik
ISBN 978-3-8436-1377-4

Flor Schmidt

Mit Heilpflanzen durch die Trauer

Ihre Wirkung auf Körper und Seele

Patmos Verlag

Für Hubertus

Pflanzengeflüster

Zum Glück hat der Schöpfer die Pflanzen erfunden:
kleine Retter in höchster Not,
in bunten Gewändern, orange oder rot.
Sie sind auch mit deinem Schicksal verbunden.

Ob Frühling, Sommer, Herbst oder Winter,
der Arzneischrank der Natur
ist vollauf gefüllt und dahinter
steckt eine ganz besond'e Signatur.

Es ist nicht nur die Handschrift von dieser Welt.
Ist es ein Teil vom heiligen Plan?
Auf jeden Fall, das sei festgestellt,
wenn du den Pflanzen lauschst, wirst du mehr erfahr'n.

Mit ihrem steten Geflüster – kann das sein? –
weihen sie dich in ihr Geheimnis ein.
Hör gern zu, ganz still und leise,
denn die Pflanzen, sie sind weise.

INHALT

Vorwort von Mechthild Schroeter-Rupieper

Flor Schmidt lernte ich bei ihrer Buchlesung »Weiter als das Ende: Wie mit dem Tod meines Sohnes etwas Neues begann« kennen. Dort erfuhr ich auch von ihrem großartigen Wissen über Heilkräuter in Trauerzeiten. Ich lud sie in unser LAVIAhaus nach Gelsenkirchen ein: Vor ihrer Buchlesung traf sie sich dort am Nachmittag mit unseren Jugendtrauergruppen. Im Garten stellte Flor uns allerhand Kräuter vor, die für Körper und Seele hilfreich sein könnten, und wir staunten, wussten wir bis dato gar nicht, welche Schätze unser Garten beinhaltete.

Das anschließende Herstellen von Trostsalben und Flors Ideen, welche Heilpflanzen in welcher Lebenslage angewendet werden könnten, tat allen wohl. Flors Wissen um Trauerbegleitung aufgrund ihrer persönlichen Erfahrung durch den Tod ihres Sohnes und die Leitung von verwaisten Elterntrauergruppen war an diesem Nachmittag für alle spürbar.

Einige Tage später brachte ich dem fünfjährigen Jan nach dem Tod des Vaters ein Engelwurz-Öl von Flor mit. Jan rührte in eine kleine Salbendose das warme Öl mit einem Zahnstocher ein. Es gefiel ihm, dass eine Pflanze in traurigen Zeiten Schutz geben kann. Dann gab er noch eine volle Ladung blauen Glitzer hinzu, verrührte alles und rief: »Mama, ich habe für dich eine Engelsalbe mit Glitzer gemacht. Zum Trösten, weil du manchmal so traurig bist.«

Der Mutter kamen die Tränen unter einem Lächeln, sie schaute mich an und sagte: »Diese Salbe werde ich mein Leben lang verwahren ...«

Jan durfte anschließend noch eine eigene Trostsalbe herstellen, und wir überlegten alle gemeinsam, wo es Stellen am Körper gibt, an denen sich die Trauer ansammelt. Denn so kann die Salbe passend am Bauch, in Herznähe oder an weiteren Stellen verrieben werden.

Spätestens von da an war es ein großer Wunsch von mir, dass Flor Schmidt uns allen in einem Buch ihr Können, ihre persönlichen Kenntnisse und ihre Praxiserfahrung zu Heilkräutern in der Trauer zur Verfügung stellt. Und nun ist es da und ich weiß, dass Teilnehmer:innen aus meinen Trauerbegleitungsseminaren dieses Buch ebenso gern nutzen werden wie trauernde Jugendliche, Erwachsene, Fachleute und weitere interessierte Menschen. Lasst uns diesen Schatz zum Wohle trauernder Menschen nutzen – und manchmal noch etwas Glitzer darüber streuen.

Ein Willkommen vorab

Liebe Wüstenwanderin (so nenne ich diejenige, die gerade dabei ist, mutig durch die Wüste ihres Lebens zu gehen, wobei hier Wüste als Metapher für karg und unwirtlich verwendet wird, wohl wissend, dass die Wüste manchmal sehr schön sein kann), wenn du dieses Buch öffnest, werden dich die darin enthaltenen Zeilen und Bilder in eine andere Welt entführen. Eine Welt, die bereits existiert, die aber erst mit dem Lesen und Ausprobieren der vorgeschlagenen Rezepturen sichtbar und erfahrbar wird.

Du hast ein Trauer-Buch gewählt und bist auf der Suche nach Unterstützung? Hier ist sie. Wage es und tauche ein in die außergewöhnliche Welt der heilenden Kräuter, die geduldig auf dich warten. Denn wir sind von ihnen umgeben. Auch die kargste Landschaft beginnt nach einem kurzen Regenschauer wieder zu blühen, und selbst in Großstädten finden die Pflanzen überall Möglichkeiten, verfügbar zu sein. Sie zwängen sich durch einen Spalt im Betonboden, arrangieren sich mit Abgasen und folgen ihrer Bestimmung, auch wenn sie gar nicht beachtet werden. Liegt es da nicht nahe, diesen unscheinbaren und unschlagbaren Krisenmanagern aus der Natur Beachtung zu schenken und dankbar zu sein, dass es sie gibt, fast so wie die Luft zum Atmen?

Vielleicht wirst du dich jetzt aber auch fragen, was ein paar Kräuter schon gegen deine Trauer ausrichten können. Vermögen sie mehr als andere, herkömmliche Medikamente? Wenn ein geliebter Mensch stirbt, hört die Welt doch erst einmal auf, sich zu drehen. Kann dann überhaupt etwas helfen? Und falls ja, können es ein paar Pflanzen?

Natürlich gibt es Ereignisse, die du nicht im Handumdrehen aus der Welt schaffen kannst. Sehr oft wirst du einen langen Prozess durchlaufen müssen, um zu gesunden. Den Trauerweg muss jeder Mensch selbst beschreiten, denn das Trauervermögen ist geradezu dafür konzipiert, schlimme Dinge, schmerzhafte Situationen und große Verluste zu verarbeiten. Es gibt leider keine gute Fee, die dich plötzlich von all deinem Kummer erlöst.

Meine Vision ist es, Pflanzeninteressierten speziell für Zeiten der Trauer die Kraft der Heilkräuter bewusst zu machen, aber vor allem: Menschen, die sich bisher noch nicht mit der Heilkraft der Pflanzen beschäftigt haben, eine Handhabe zu innerem und äußerem Wohlbefinden ans Herz zu legen, die in der Trauer wirkt und – so hoffe ich – über die Zeit der Trauer hinausreicht.

Das Buch erklärt die vielfältigen Wirkungsweisen der vorgestellten Pflanzen, ihre körperliche, sinnliche, aber vor allem auch ihre seelisch erfahrbare Dimension.

Meine Sorgfaltspflicht gebietet es mir, jeder Pflanzenbeschreibung einen kleinen Steckbrief anzufügen, denn fast jede Heilpflanze birgt in der Anwendung neben den heilenden Aspekten auch Unverträglichkeitsrisiken, die es zu kennen gilt. Bei den Indikationen der Pflanzen begrenze ich mich hauptsächlich auf die Wirkungen, die für das Thema Trauer relevant sind.

Und hier ein kleiner Leitfaden zur Struktur dieses Buches:

In den folgenden Kapiteln stehen jeweils eine oder einige ausgewählte Pflanzen im Mittelpunkt, die bei einem bestimmten Thema helfen und unterstützen können, etwa wenn Akzeptanz schwerfällt, ein Anker nötig ist oder hilfreiche Rituale im Trauerprozess kreiert werden sollen. Alles Themen, mit denen sich Trauernde immer wieder auseinandersetzen.

Dann folgt die konkrete Anleitung einer Kräuteranwendung zu einem dieser Leitgedanken.

Wenn du magst, kannst du danach mithilfe einer angeleiteten Vision noch tiefer in das jeweilige Thema eintauchen.

Um unerwünschte Effekte zu vermeiden, rundet ein kurzer Pflanzensteckbrief mit Hinweisen auf Nebenwirkungen und Kontraindikationen das jeweilige Kapitel ab. Am Ende des Buches findest du ein Extrakapitel mit weiteren Informationen aus der Pflanzenheilkunde für trauernde Menschen sowie Wissenswertes im Umgang mit Heilpflanzen.

Liebe:r Leser:in, ich wähle die Anrede und sprachliche Form, die jeweils in den Rhythmus der Sprache passt. Bitte anerkenne das im Sinne der Gleichbehandlung aller Geschlechter.

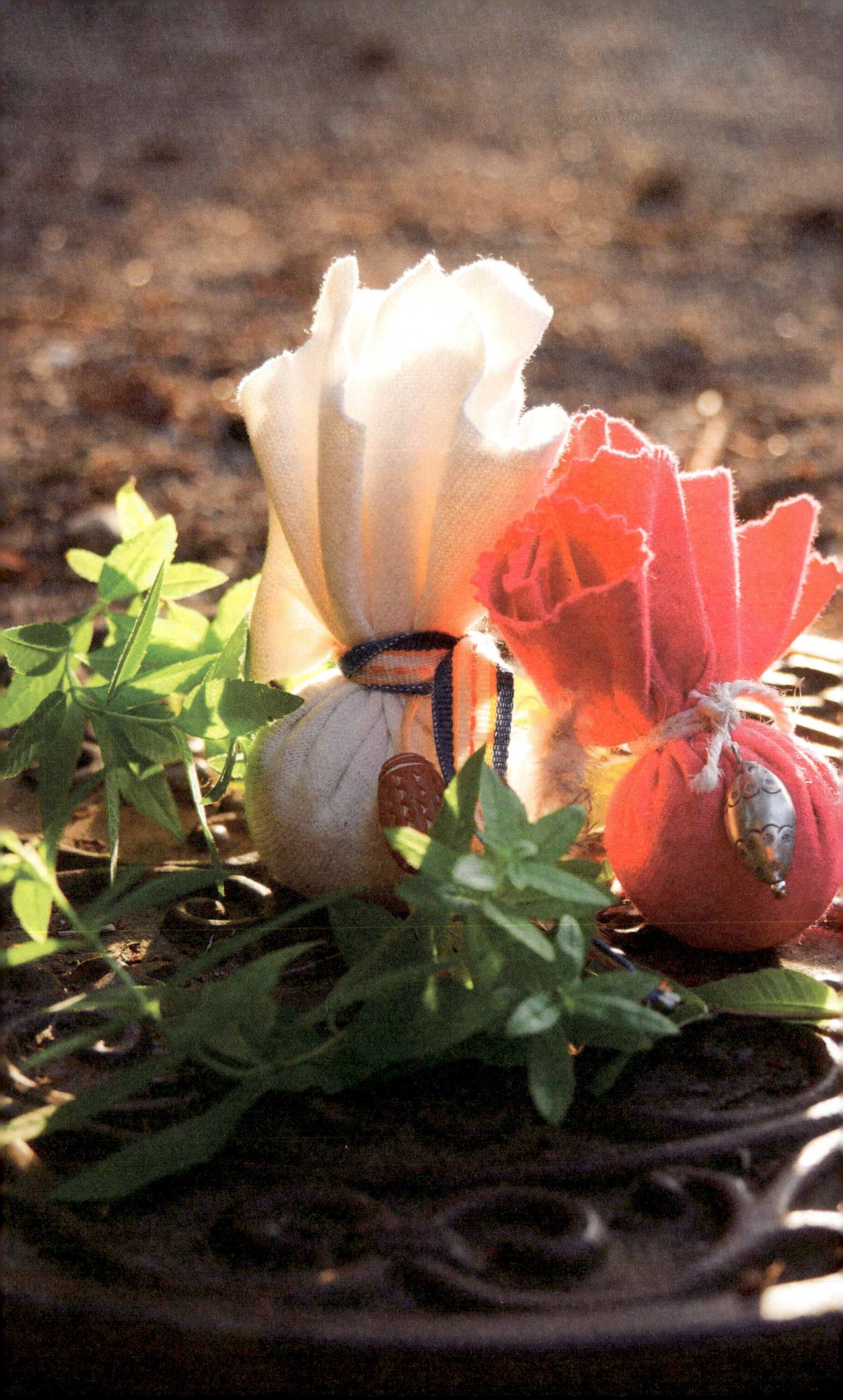

Zitronenverbene, die dufte Biene unter den Pflanzen

Hier weht ein frischer Wind –
atemberaubend in der Trauer

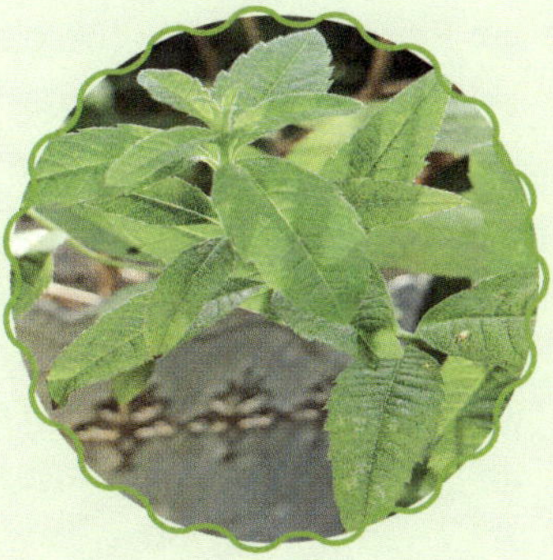

Hilfe in der Traurigkeit

Erinnern dich Gerüche manchmal an frühere Zeiten, an ganz bestimmte Erlebnisse, die du mit positiven oder negativen Erfahrungen assoziierst? Düfte können unser Wohlbefinden beeinflussen, weil der Geruchssinn im ältesten Gehirnareal zu finden und am engsten mit dem Hippocampus verknüpft ist. Dieser ist unter anderem für die Verarbeitung von Gefühlen zuständig. Deshalb wird sich jeder Mensch, der mit einem Geruchssinn ausgestattet ist, bei einem bestimmten Aroma an etwas erinnern können.

Womöglich ruft der Duft nach gebackenem Pfannkuchen in dir eine Erinnerung an die liebe Oma wach, während ein gewisses Parfüm an einen Menschen erinnert, mit dem es einmal schwierig war. Wenn du dann in dich hineinspürst, wirst du vielleicht bemerken, welche Gefühle die Gerüche in dir auslösen, die du in der Umgebung wahrnimmst: Verkrampft sich dein Herz oder legt sich eine warme Erinnerung auf deine Seele?

Ebenso können ätherische Ölpflanzen in dir etwas bewirken, denn auch sie riechen sehr stark. Vielleicht löst der zitronige Duft der Verbene Wohlbehagen in dir aus, weil er dich an Frische, an Sommer und an den Süden erinnert. Du könntest damit unbeschwerte Gefühle assoziieren. Das ist jedenfalls sehr wahrscheinlich, denn die Verbene wirkt ausgleichend, befreiend und krampflösend und kann deshalb dein Herz dabei unterstützen zu entspannen, falls es an Schmerzhaftem festhängt.

Im Zustand der Trauer fühlst du dich natürlich nicht sorglos und unbekümmert. Dennoch vermögen die automatischen Verknüpfungen, die in deinem Gehirn durch einen Duft wie dem der Verbene ausgelöst werden, deine Empfindungen in eine positivere Richtung zu lenken. Du kannst dafür entweder die Pflanze selbst oder ein ätherisches Öl nutzen. Da das Öl recht teuer ist, ist es sinnvoll, ein Duftsäckchen aus den getrockneten Blättern zuzubereiten. Dieses Duftsäckchen kannst du künftig bei dir tragen, um nach Bedarf daran zu riechen, so lange, bis der Duft nachlässt.

Praxis: Duftsäckchen

Das benötigst du

- 2 Handvoll getrocknete Blätter der Zitronenverbene, die zuvor 1 Woche an einem schattigen und warmen Ort getrocknet wurden
- Schneidebrettchen
- Kleines Stofftuch (20 x 20 cm)
- Faden zum Zubinden

So gelingt es

- Zerschneide oder zerbrösle die getrockneten Blätter zwischen deinen Fingern, sodass sie nicht mehr pieken.
- Lege das Tuch zurecht, in dessen Mitte du ein kleines Häufchen der getrockneten und zerbröselten Pflanzen gibst.
- Nimm das Tuch an allen vier Ecken auf und binde es unterhalb der Ecken zusammen.
- Sobald der Geruch nachlässt, kannst du das Säckchen mit den Fingern sanft zusammendrücken. Dadurch entstehen neue Bruchstellen in den Blättchen, und es werden erneut frische ätherische Öle freigesetzt.

Imagination

Wenn du antriebslos bist und dir eine Ermutigung guttun würde, kannst du eines deiner Sinnesorgane nähren, indem du das Säckchen an deine Nase führst, daran riechst, den Duft aufnimmst und deine Lungen befüllst. Vielleicht magst du dir auch vorstellen, wie die ätherischen Öle dieser Pflanze wieder mehr Schwung in deinen Organismus bringen und in dir eine neue Lebendigkeit wecken.

Wenn du möchtest, kannst du das Säckchen auch am Abend neben dein Kopfkissen legen, dann wirken die Inhaltsstoffe der Pflanze ganz sanft auf dein Gemüt, während du schläfst.

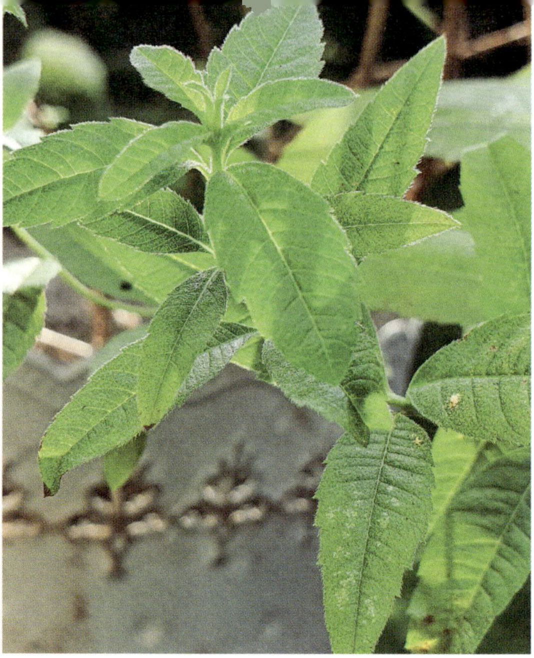

Steckbrief: Die Zitronenverbene (Verbena triphylla)

Die Zitronenverbene hat viele Namen. Sie wird unter anderem auch Eisenkraut genannt und kann deshalb mit dem verwandten mitteleuropäischen Eisenkraut verwechselt werden. Die Pflanzen stammen zwar beide aus der Familie der Eisenkrautgewächse (Verbenaceae), sie sehen sich aber nicht sehr ähnlich. Auch durch ihren Duft sind sie sofort gut zu unterscheiden: Während das heimische Eisenkraut nicht sehr stark riecht, verströmt die Südländerin ein zitronenartiges Aroma, weshalb sie auch Zitronenverbene genannt wird.

Die Pflanze stammt ursprünglich aus Chile und Uruguay. Spanische Seefahrer brachten sie Ende des 17. Jahrhunderts in unsere Gefilde und mit ihr auch einen Schwung südländische Lebensfreude nach Europa, wo die Verbene jetzt hauptsächlich in Frankreich und Spanien angebaut wird. In Deutschland ist die Kultivierung aufgrund ihrer geringen Frosttoleranz nicht möglich.

Die Verbene wirkt ausgleichend auf die Psyche. Sie kann somit auch die körpereigenen Abwehrkräfte stimulieren sowie Lethargie und Trägheit entgegenwirken. Auch wenn es zunächst widersprüchlich erscheint, kann die Zitronenverbene sowohl beruhigend und ausgleichend als auch erfrischend, krampflösend und konzentrationsfördernd auf das Nervensystem wirken und die Stimmung heben. Bei psychischem Stress wirkt sie entspannend, ohne zu ermüden. Bei Antriebslosigkeit kann sie aufmuntern und beleben, ohne nervös zu machen.

Sie aktiviert zusätzlich den Stoffwechsel und trägt so zur ausgleichenden Unterstützung in belastenden Situationen bei, in denen starke Nerven und ein ausgeglichenes Gemüt vonnöten sein können. Aufgrund ihrer vielen ätherischen Öle – beispielsweise Citral, Geraniol, Neral, Linalool – und ihrer Flavonoide hat sie das Potenzial, in der Trauer und in den Tiefen der menschlichen Psyche unterstützend zu wirken.

Nebenwirkungen

In größeren Mengen eingenommen, kann die Zitronenverbene auf den Magen schlagen und Übelkeit hervorrufen. Deshalb sollten nur maximal zwei Tassen Tee am Tag getrunken werden.

Kontraindikationen

Nach der regelmäßigen Einnahme der Zitronenverbene solltest du dich nicht zu viel in der Sonne aufhalten, weil ihre Inhaltsstoffe Sonnenbrand oder Allergien auslösen können.

Aufgrund ihrer menstruations- und wehenfördernden Eigenschaften darf die Verbene nicht während der Schwangerschaft eingenommen werden.

Ätherische Öle können für Säuglinge gefährlich sein, deshalb dürfen Duftsäckchen nicht ins Kinderbett gelegt werden. Sie könnten Hautreizungen hervorrufen oder zu Erbrechen führen. Im schlimmsten Fall kann es zu einem Atemstillstand kommen, weil sich der Kehlkopf verkrampft.

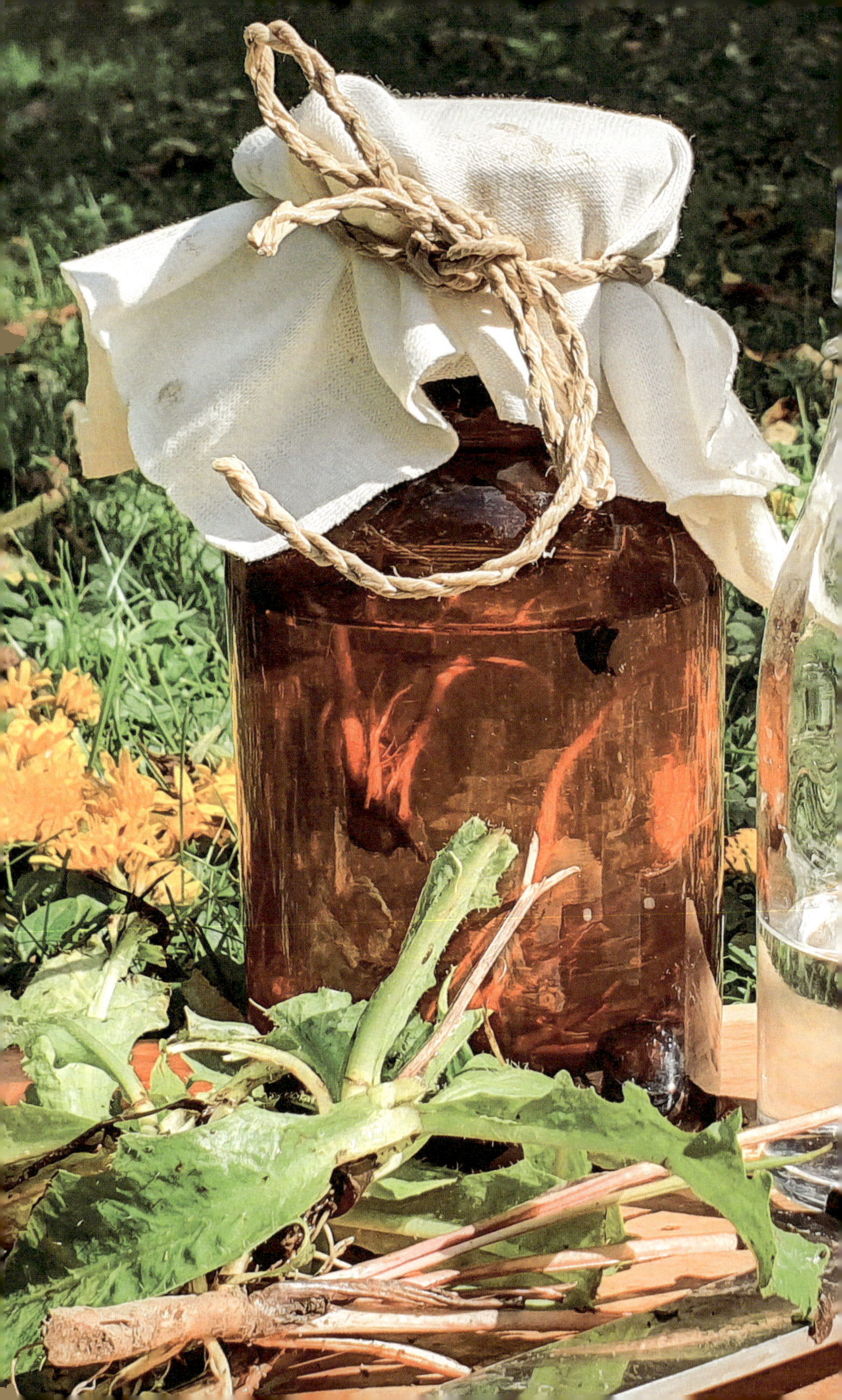

Wurzelbehandlung mit Löwenzahn

Löwenherzen schlagen anders

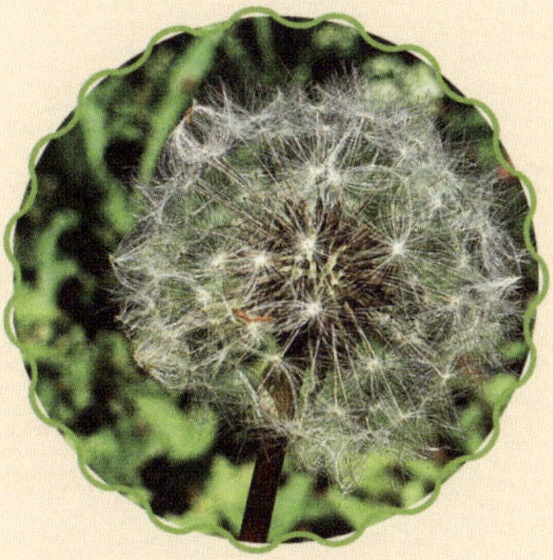

Hier geht es um Akzeptanz

Sicherlich kannst du dich an die Zeit erinnern, als du noch ein Kind warst. Hast du es auch geliebt, die Fallschirmchen des verblühten Löwenzahns in die Ferne zu pusten und sie überall in der Welt zu verteilen?

Mit seiner kräftigen Pfahlwurzel ist der Löwenzahn fest im Boden verankert und lässt sich im Gegensatz zu vielen anderen Pflanzen nicht so einfach aus der Erde ziehen. Nur mit einem Wurzelstecher vermag man ihn daraus zu lösen. Und trotzdem oder gerade deshalb gelingt es ihm, sich in der Welt zu verströmen. Denn mittlerweile kannst du den Löwenzahn überall entdecken. Er wird den Kosmopoliten zugeordnet und breitet sich aus, in der sicheren Annahme, auf der ganzen Welt willkommen zu sein.

Die starke Verankerung im Boden verleiht dem Löwenzahn die Stabilität, um an anderer Stelle luftig und frei sein zu können. In der Verbindung zu seinen starken Wurzeln kann er sein Löwenherz öffnen und die Ganzheit des Lebens annehmen und akzeptieren, mit all ihren Gegensätzlichkeiten. Es befähigt ihn, sich noch tiefer einzulassen, auf alles, was das Leben für ihn bereithält. So kann er mit seinen Fallschirmchen (dem Fruchtstand), die nach dem Verblühen der schönen gelben Blüten strahlenförmig und durchlässig ihren Platz einnehmen, wie vom Winde verweht in den Himmel fliegen und gleichzeitig mit seinen Wurzeln in der dunklen Erde in die Tiefe graben.

Was kannst du von dieser Pflanze lernen?

Vielleicht dies: Wenn du dich in einer Notlage befindest, ist es hilfreich, dich zu erden und mit beiden Beinen auf dem Boden zu stehen. Denn nur dann kannst du gefahrlos auch wieder mehr Leichtigkeit zulassen, ohne dich als Verräterin zu fühlen. Diese Leichtigkeit befähigt dich, lngsam wieder dein Herz zu öffnen, um den geliebten Menschen freizugeben, damit auch dieser seinen Weg weiter gehen kann, eben in einer anderen, dir noch unbekannten Dimension. Gleichzeitig wirst du ihn in allem wiederfinden und mit ihm auf einer anderen Ebene für immer verbunden sein.

Magst du dir vorstellen, einmal deine Sorgen und düsteren Gedanken auf die Schirmchen zu setzen? Und sie pustend einer anderen Instanz, vielleicht dem Himmel oder dem, was dahintersteht, zu übergeben? Möglicherweise wirst du nach einem Verlust dann nicht mehr nur trauern, sondern zur selben Zeit ebenso verspielt, leuchtend und strahlend sein.

Der Löwenzahn gibt dir gern etwas ab von seinen Qualitäten: Jede einzelne der sattgelben Blütenköpfe besteht aus hunderten von Zungenblüten. Sie bieten ihre verschwenderische Fülle den Insekten dar, und auch du kannst ohne Bedenken davon profitieren, denn es gibt wahrlich genug für alle, die diese Üppigkeit für sich nutzen möchten. Schon allein der Anblick einer Wiese, die sich mit den gelben Löwenzahnblüten schmückt, könnte dein Gemüt erhellen. Bei gutem Wetter steht der Löwenzahn besonders zeitig auf. Dann hält er seine Blütenköpfchen schon ab fünf Uhr für dich geöffnet und leuchtet dir, wenn es noch leicht dämmrig ist, bereits den Weg über Stock und Stein.

Aber erst wenn der Löwenzahn nach dem Verblühen weiße kugelförmige Gebilde hervorbringt, zeigt er dir seine wahre Größe. Die Fallschirmchen, aus denen diese durchsichtigen Bällchen zusammengesetzt sind, akzeptieren nämlich fast jeden Standort, um sich niederzulassen. Sie begnügen sich sogar mit Mauerritzen oder einem winzigen Spalt im Asphalt.

Der Löwenzahn zeigt dir, dass es nicht so sehr darauf ankommt, wohin dich das Schicksal bläst, sondern wie du dich mit diesem dir zugewiesenen Platz in der Welt arrangierst und dich auf deine Aufgaben einlassen kannst.

Die Natur fragt nie nach dem Grund, sie versucht aus jeder Situation das Beste zu machen. Natürlich ist dir noch zusätzlich ein Verstand gegeben, der dich befähigt, über Zusammenhänge oder Ursachen nachzudenken. Aber auch wenn du Fragen stellst und versuchst, hinter die großen Themen des Lebens zu blicken, bleiben dir in einer kargen Mauerritze, in die das Schicksal dich manchmal weht, am Ende auch nur zwei Möglichkeiten: Du kannst versuchen, dort zu überleben, wie der Löwenzahn es tut. Oder aber deine Seele stirbt, auch wenn du vielleicht körperlich unversehrt geblieben bist.

Praxis: Tinktur

Das benötigst du

- 10 g Löwenzahnwurzel
  (3 kleinere Wurzeln, jeweils etwa 10 cm lang)
- Wurzelstecher
- Kleines Messer
- Bürste zum Säubern
- 100 ml 70-prozentigen Alkohol
- Verschließbares Glas
- Sieb
- 10 dunkle 10-ml-Tropffläschchen
- 10 Etiketten
- Stift zum Beschriften

So gelingt es

- Am besten gräbst du die frischen Löwenzahnwurzeln im Frühjahr aus, denn dann haben sie die höchste Bitterstoffkonzentration. Säubere sie mit der Bürste und schneide sie in kleine Stücke.
- Danach legst du sie in den Alkohol ein. Diesen hochprozentigen und unvergällten Alkohol bekommst du in einer Apotheke oder bei einem Schnapsbrenner. Alle Bestandteile der Wurzel sollten bedeckt sein.
- Lasse dann den Auszug etwa drei Wochen lang an einem hellen, aber nicht zu sonnigen Ort stehen. Wenn du magst, kannst du das Glas ab und zu schütteln.
- Nach der angegebenen Zeit kannst du die Bestandteile abgießen und den alkoholischen Auszug in dunkle Tropffläschchen abfüllen und etikettieren (mit dem Namen der Pflanze und dem Abfülldatum).
- Nimm bei Bedarf dreimal täglich 20 Tropfen ein.

Imagination

Wenn du diese Tinktur einnimmst, kannst du dir gleichzeitig vorstellen, so fest wie der Löwenzahn im Boden verankert zu sein. Vielleicht unterstützt dich dabei die Idee, dass dir selbst Wurzeln wachsen, die durch den Boden in die Tiefe dringen, dich erden und halten.

Kannst du dann durch diese neue, innere Stabilität eine aufsteigende Kraft in dir spüren, die dir hilft, die Dinge zu akzeptieren, die nicht mehr zu verändern sind? Kannst du vielleicht durch diese neue, innere Stabilität zugleich eine Möglichkeit entwickeln, deiner Trauer etwas entgegenzusetzen: ein Licht oder einen Hoffnungsstrahl?

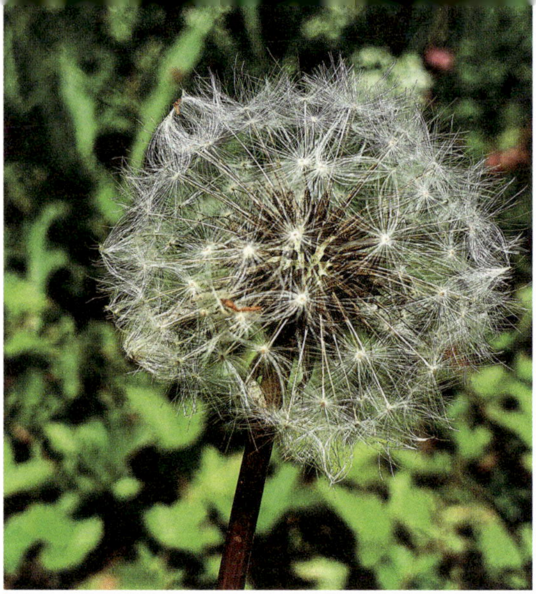

Steckbrief: Der Löwenzahn (Taraxacum officinale)

Sein lateinischer Name, der sich wahrscheinlich aus dem Arabischen ableitet, lautet Taraxacum officinale, was übersetzt so viel wie »pissen lassen« bedeutet. Auch der Volksmund hat ähnliche Namen für diese zauberhafte Pflanze vorgesehen. In Frankreich beispielsweise nennt man sie »Pissenlit«; und in vielen deutschen Kräuterbüchern wird der Löwenzahn auch als »Bettseicher« benannt. Diese Titulierung wird der großartigen Pflanze natürlich nicht gänzlich gerecht, lässt sich aber auf ihre harntreibende und entwässernde Wirkung zurückführen, die zur vermehrten Harnausscheidung führt. Dabei werden Keime auf natürlichem Wege ausgeschwemmt. Auf diese Weise entgiftet der Löwenzahn den gesamten Körper.

Die Psyche ist immer auch abhängig vom körperlichen Befinden. Wenn wir also unseren Körper reinigen, säubern wir zugleich auch die Seele.

Deshalb empfehle ich bei Traurigkeit, dickem Blues und Kummer die beschriebene Löwenzahn-Tinktur, die zudem dein Immunsystem stärkt. Denn die bitteren Bestandteile der Pflanze regen die Abwehrkräfte an.

In gewissen Lebenslagen ist es äußerst wichtig, sich zuerst wieder um den Körper zu kümmern, ihm neue Kraft und Gesundheit zu verleihen, um danach die seelischen Aufgaben mit mehr Elan und Energie bewältigen zu können. Auch dabei unterstützt der Löwenzahn, denn er vermag sogar die Stimmung zu heben.

Wegen dieser Qualitäten ist die Pflanze auch so geeignet für eine Frühjahrskur, mit der du einen Neuanfang initiieren kannst. Verdauungsorgane, Nieren und Blase werden angeregt und dadurch alte Schlacken ausgeschieden, was für Menschen in Trauer immer hilfreich sein kann, weil dann wieder Platz für Frisches entstehen mag.

Der Löwenzahn arbeitet also erst an der Basis, indem er die Gifte aus dem Körper schwemmt und mit seinen Bitterstoffen die Immunantwort des Körpers stärkt. So vermag er uns wieder mehr in der Welt zu verorten, weil er uns dadurch zu einer stabileren Standhaftigkeit und Annahme verhilft. Denn in einem gesunden und gestärkten Körper sind wir besser vorbereitet, eine schicksalhafte Verstrickung, die uns das Leben vor die Füße geworfen hat, zu ertragen und anzunehmen.

Nebenwirkungen

Bitterstoffe können bei zu häufiger Einnahme zu Magenbeschwerden führen. Nach sechs Wochen ist es ratsam, eine Pause einzulegen, um einer Gewöhnung vorzubeugen und eventuelle Nebenwirkungen bei Langzeitanwendungen zu vermeiden.

Kontraindikation

Bei Entzündungen der Gallenblase oder des Gallengangs, Steinerkrankungen, Tumoren, bei Ödemen infolge eingeschränkter Herz- oder Nierentätigkeit und bei Neigung zu Ödembildung, Hypertonie und Niereninsuffizienz sollten wir auf Präparate mit Löwenzahn verzichten. In diesem Fall findest du andere Angebote.

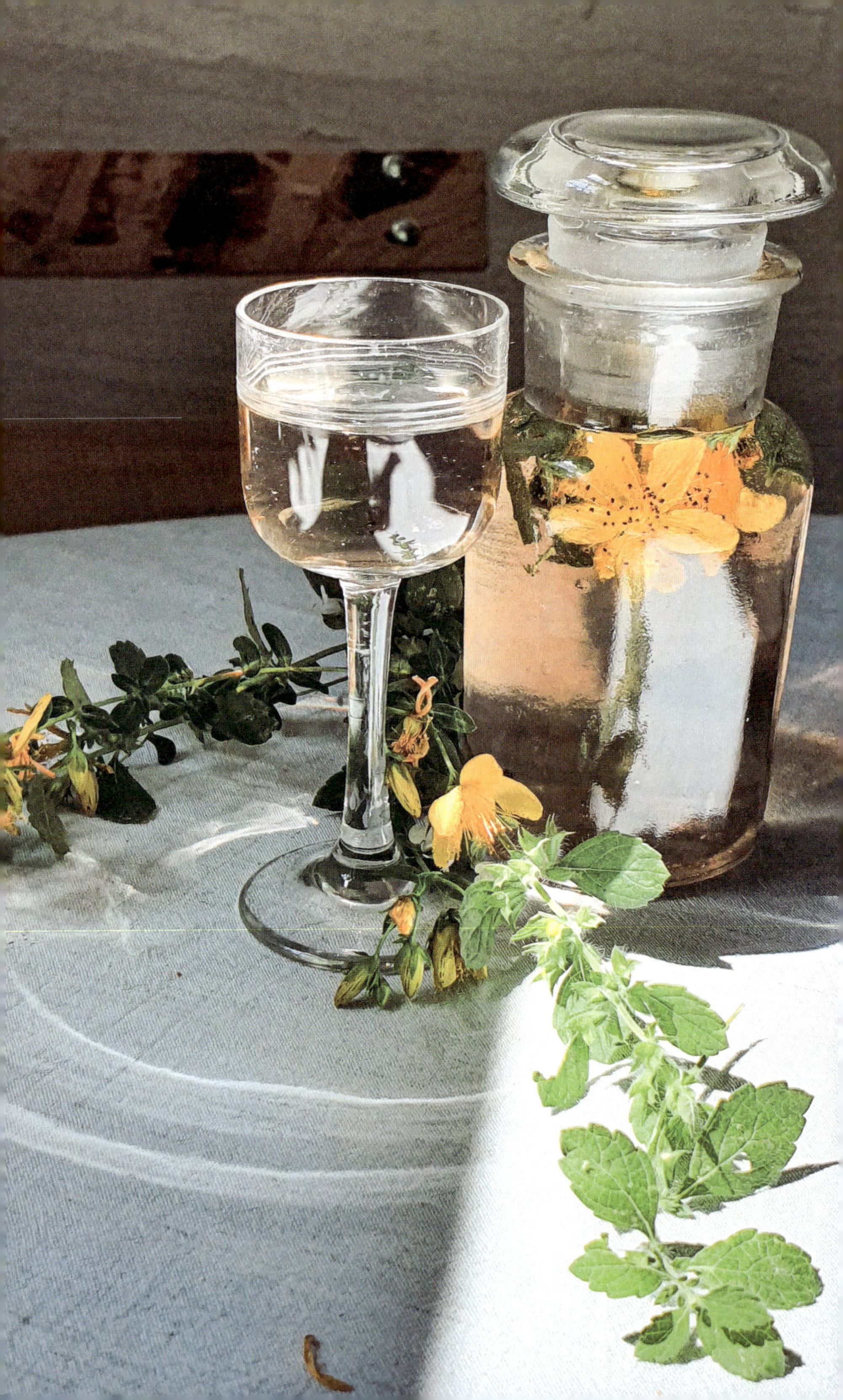

Süße Träume mit Johanniskraut und Melisse

Per Express in den Schlaf

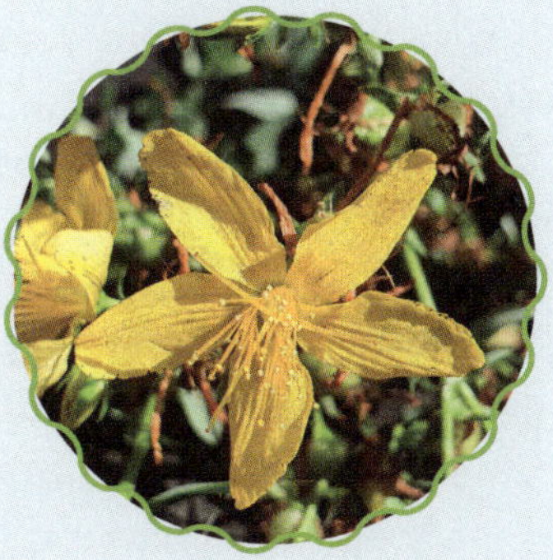

Einen Anker finden

Wenn dein Körper und deine Seele schmerzen, du dich traurig und antriebslos fühlst, dann ist das Johanniskraut ein meisterlicher Unterstützer; denn es ist gern bereit, sein sonniges Gemüt mit dir zu teilen. Es kann dir ein kleiner Anker sein, wenn die Wogen der Gefühle sich hoch auftürmen und dir auch nachts die Erholung im Schlaf verwehren.

Seine Begabung liegt im Detail. Allein der Anblick seiner Blüten vermag uns aufzuheitern. Sie erinnern an kleine Windräder, die – als Gartenspiele vom Wind angestupst – sich zu drehen beginnen. Diese Verspieltheit kann uns unwillkürlich ein Lächeln ins Gesicht zaubern, auch wenn uns eigentlich gar nicht danach zumute ist. Die vielzähligen Staubfäden und -beutel, die als kleine Punkte akzentgebend die Formation vollenden, spiegeln die Lebensfreude dieser Pflanze wider.

Die Natur ist in manchen Punkten weiser als wir, denn sie ist beständig auf einen Ausgleich bedacht und setzt dem immer wiederkehrenden Sterbeprozess, dem sie sich im Winter unterzieht, im Sommer die Lebendigkeit und Lebensfreude entgegen.

Auch wir haben längst verstanden, dass es ratsam ist, in den essenziellen und feinen Aufgaben, die uns das Leben stellt, nach dem goldenen Mittelweg zu suchen und der Traurigkeit auch Hoffnung und Frohmut zur Seite zu stellen. Dies kann uns am besten gelingen, wenn wir etwas haben, an dem wir uns festhalten können, einen Anker, eine Stütze im Leben.

Warum sich nicht am Johanniskraut orientieren, das viele unterschiedliche Qualitäten in sich trägt? Ein fester Stängel sorgt für Stabilität und die gelben Blütenblättchen für Fröhlichkeit. Die kleinen, an Einstiche erinnernden Punkte auf den Blättern dieser Pflanze könnten auf eine Verletzlichkeit hinweisen, die uns ahnen lässt, dass das Johanniskraut nicht nur mit dem Licht in Verbindung steht, sondern auch um die schweren und dunklen Zeiten des Lebens weiß. So wird es jedenfalls in der Signaturenlehre gesehen, in der das Aussehen einer Pflanze mit seelischen und geistigen Aspekten in Verbindung gebracht wird. Dieser nicht naturwissenschaftliche Blickwinkel geht auf Paracelsius zurück, der anhand charakteristischer Merkmale Zusammenhänge zwischen Pflanzen, Tieren, Organen und Bestimmungen postulierte.

Das Johanniskraut hatte übrigens schon zur Zeit der Germanen eine große spirituelle Bedeutung: Damals wurde das Sonnwendfest als wichtiges Ritual im Kreislauf des Jahres gefeiert. Im Mittelpunkt stand dabei das Johanniskraut, weil es das Sonnenlicht zu bewahren und zu speichern versteht, um es zu gegebenem Zeitpunkt auf uns Menschen zu übertragen und uns damit mehr Stabilität und Sicherheit zu schenken.

Hast du Schwierigkeiten, ein- oder durchzuschlafen? Bist du manchmal unruhig und durcheinander und kannst nicht abschalten, obwohl du dir das wünschst? Wälzt du dich dann nächtelang im Bett herum und fühlst dich am nächsten Tag müde und gerädert? Vielleicht kannst du leichter loslassen, um dich dem Reich der Träume anzuvertrauen, wenn dein Gemüt sich etwas beruhigt und du dich an etwas festhalten kannst, das dir wieder etwas mehr Sicherheit gibt. An dieser Stelle können Johanniskraut und Melisse einspringen. Zusammen sind sie ein gutes Team. Das Johanniskraut teilt etwas von seiner positiven Gestimmtheit, und die Melisse vermag dich zu beruhigen.

Praxis: Schlafwein

Das benötigst du

- 5 g Johanniskraut (das obere Drittel der Pflanzen: Blätter, Blüten, Knospen, Früchte)
- 5 g Melissenblätter
- Großes verschließbares Glas
- 350 ml trockenen Weißwein
- Sieb

So gelingt es

- Gib die Kräuter in das Glas.
- Fülle es mit Weißwein auf.
- Lasse alles zwei Wochen verschlossen bei Zimmertemperatur stehen.
- Dann gießt du die Flüssigkeit durch ein Sieb ab und beschriftest das Gefäß (Name der Mischung und Datum), das du verschließt.
- Kühl und dunkel aufbewahren.
- Nach Bedarf ein kleines Likörgläschen vor dem Schlafengehen trinken.

Gute-Träume-Kindertee

Kindern mit Einschlafschwierigkeiten kannst du statt des Schlafweins eine Tasse Tee aus jeweils einem Teelöffel Johanniskraut und Melisse mit einem Teelöffel Honig zubereiten: Die Kräuter dafür in einer Tasse mit abgekochtem Wasser übergießen, sieben Minuten ziehen lassen, abgießen und etwas Honig hinzufügen.

Imagination

Wenn du abends nicht schlafen kannst, dann genehmige dir ruhig ein kleines Gläschen dieser besonderen Mischung. Achte auf dein Herz: Kann dir das Johanniskraut eine Verlässlichkeit, einen Anker bieten, vielleicht so, wie ein guter Freund, der da ist und sein inneres Licht über dir hält, so lange, bis dein eigenes wieder zu leuchten beginnt? Das vermag auch das Johanniskraut, denn diese Pflanze wird von einer der hellsten Lichtquellen gespeist, die mit unseren irdischen Sinnen wahrnehmbar ist: der Sonne. Ein Sufi-Gedicht besagt: »Die Sonne sagte niemals zur Erde: du schuldest mir etwas.« Stell dir vor, was solch eine Liebe bewirken kann! Mit diesem inneren Licht und der Verlässlichkeit, die das Johanniskraut ausstrahlt, und der Melisse, die zusätzlich entspannend und beruhigend wirkt, kann es dir leichter gelingen, ins Reich der Träume hinüberzugleiten.

Schließe jetzt die Augen und lass die gute Johanniskraut-Melisse-Fee in dein Herz. Fühle, wie dein Kopf abschalten kann und deine Muskeln sich lösen. Du darfst loslassen; denn du wirst vom Johanniskraut und von der Melisse gehalten, so lange, bis der Sonnenstrahl am Morgen dich wieder weckt.

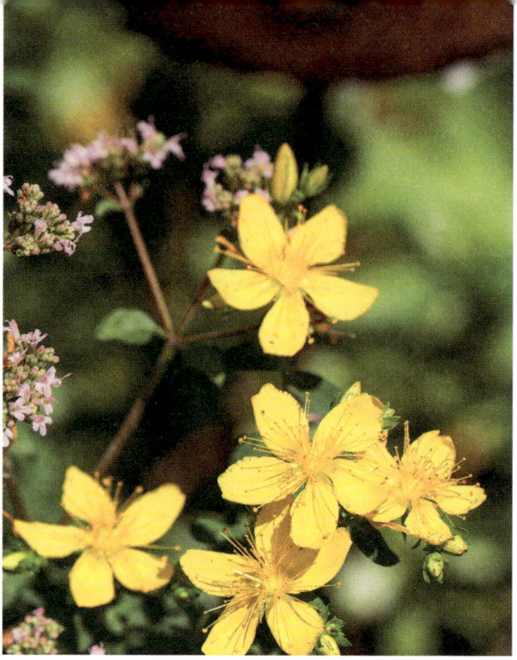

Steckbrief: Das Johanniskraut (Hypericum perforatum)

Das Johanniskraut wird in der Regel an Johanni (daher stammt der Name der Pflanze), der Sommersonnwende am 21. Juni, geerntet. Dann scheint die Sonne am intensivsten, und alle Lichtkräfte wirken auf die Erde. Es ist der längste Tag und die kürzeste Nacht des Jahres. Die Pflanze sammelt das ganze Licht der langen Sonnentage ein, um diese Energie weitergeben zu können, an all die Stellen, an denen es gerade dunkel ist.

Die Einnahme von Johanniskraut kann deshalb leichte Verstimmungen, Traurigkeit, Erschöpfung, Konzentrationsschwäche, Burn-out und Ängste lindern, weil es die Sonne in verletzte und traurige Gemüter zu bringen vermag.

In den Blüten und Knospen ist am meisten von dem wundheilungsfördernden roten Farbstoff Hypericin enthalten. In den reifen Samenkapseln findet man vermehrt den Wirkstoff Hyperforin, ein Multitalent, das antibakterielle und entzündungshemmende Eigenschaften aufweisen kann. Die Blätter enthalten die ätherischen Öle dieser Pflanze.

Das Johanniskraut wird als pflanzliches Antidepressivum bezeichnet. Bei mittelschweren Depressionen ist allerdings eine höhere Dosierung notwendig, die nur mit Fertigpräparaten erzielt werden kann. Diese sind in der Apotheke erhältlich. Die Einnahme sollte unbedingt mit einem Arzt, Apotheker oder Heilpraktiker abgestimmt werden. Nach neuesten Erkenntnissen kann das Johanniskraut eine ähnliche Wirkung wie synthetische Antidepressiva erzielen.

Zu erkennen ist das echte Johanniskraut vor allem an drei Merkmalen:

- An seinen gegenständigen, eiförmigen und getüpfelten Blättern, die aussehen, als hätten fleißige Wesen sie mit ihrem kleinen Insektenrüssel durchstochen. Daher stammt auch der Namenszusatz (perforatum = durchlöchert). In Wahrheit sind es keine Löcher, sondern Drüsen, in denen die ätherische Öle der Pflanze gesammelt werden (in den vereinzelten schwarzen kleinen Punkten auf der Blattunterseite, die aber hauptsächlich in den Blüten und Knospen aufzufinden sind, ist der rote Farbstoff Hypericin gespeichert).
- An seinen fünfzähligen gelben Blütenblättern mit ihren vielfältigen Staubfäden und schwarzroten Drüsen, die beim Zerreiben eine blutrote Farbe auf die Finger zaubern.
- An dem zweikantigen Stängel, der sich im oberen Teil reich verzweigt.

Das Johanniskraut sucht sich seinen Standort gern selbst aus. Auffällig ist, dass es oft auf Brachland oder an Wegrändern steht. Vielleicht ist das ein Hinweis darauf, dass diese Pflanze gern dorthin geht, wo Licht und Fülle dringend nötig sind, und sie gewillt ist, den Weg zu begleiten, auch wenn er schwierig ist.

Die größte Wirksamkeit bei der Herstellung eines Tees oder Schlafweins erhältst du mit frischen Pflanzen. Da sie aber nicht das ganze Jahr über blühen, kannst du die Pflanzen auch trocknen. Allerdings geht dabei ein Teil der Wirksamkeit verloren.

Für einen Tee verwendest du das obere Drittel der Pflanzen und nimmst vom Johanniskraut jeweils die Blätter, die verblühten Blütenkapseln, die Früchte und die Blüten.

Nebenwirkungen

Vor allem bei Menschen mit heller Haut kann eine Überempfindlichkeit auf Lichteinwirkung auftreten. Das heißt, die Einnahme von Johanniskraut kann in Verbindung mit Sonnenlicht verstärkt Sonnenbrand und Hautveränderungen hervorrufen.

Kontraindikationen

Diese Pflanze weist nicht die üblichen Nebenwirkungen von Antidepressiva auf (Gewichtszunahme, Müdigkeit usw.). Anwendungen mit einem Hyperforingehalt über 40 mg/Tag (das ist bei Fertigpräparaten aus der Apotheke der Fall) dürfen nicht bei HIV-Infektionen, vor chirurgischen Eingriffen, bei Lungenödemen oder schweren Thrombosen eingenommen werden. Auch bei schweren, endogenen Depressionen sind diese Präparate mit Johanniskraut nicht geeignet. Schwangere, Stillende und Kinder unter zwölf Jahren sollten sie ebenfalls nicht einnehmen. Zudem kann es bei einer höheren Dosierung zu einer verminderten Wirksamkeit wichtiger Medikamente kommen. Beispielsweise schützt die Anti-Baby-Pille dann nicht mehr zu hundert Prozent. Die Einnahme von Fertigpräparaten sollte deshalb nicht ohne Absprache mit einer Ärztin oder einem Heilpraktiker erfolgen.

Es ist sinnvoll, Anwendungen mit Johanniskraut mindestens sechs Wochen einzunehmen, da sich die Wirkung erst nach ein bis zwei Wochen entfalten kann. Spätestens nach sechs Monaten sollte das Präparat abgesetzt werden.

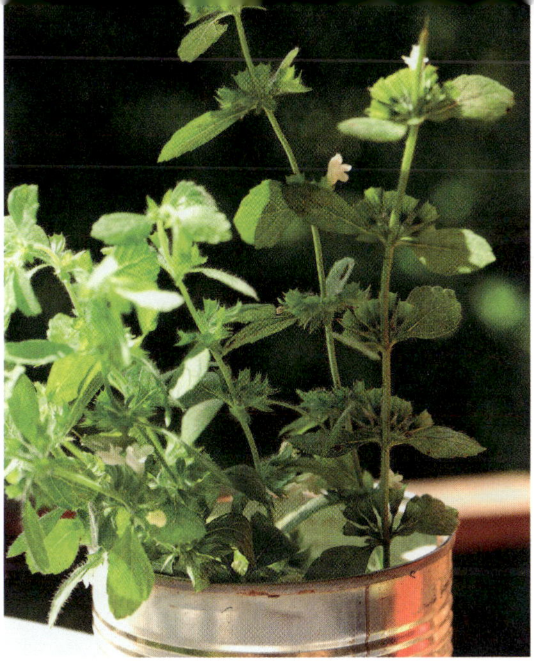

Steckbrief: Die Melisse (Melissa officinalis)

Die Melisse galt bereits im Mittelalter als unentbehrlich und wurde in jedem Klostergarten angebaut. Hildegard von Bingen wusste schon im 11. Jahrhundert um die herzstärkenden, schlaffördernden und süße Träume bringenden Eigenschaften der Melisse.

Da sie beim Zerreiben zwischen den Fingern nach Zitrone riecht, wird sie auch Zitronenmelisse genannt. Sie hilft bei allen erdenklichen nervenbedingten Beschwerden und wirkt entspannend und beruhigend bei Unruhe und Schlafstörungen.

Wie geschaffen sind die Heilwirkungen der Melisse, wenn das Herz medizinisch gesehen gesund ist, aber aufgrund nervös bedingter Herzschmerzen schwächelt und streikt.

Nebenwirkungen und Kontraindikationen

Es sind keine bekannt.

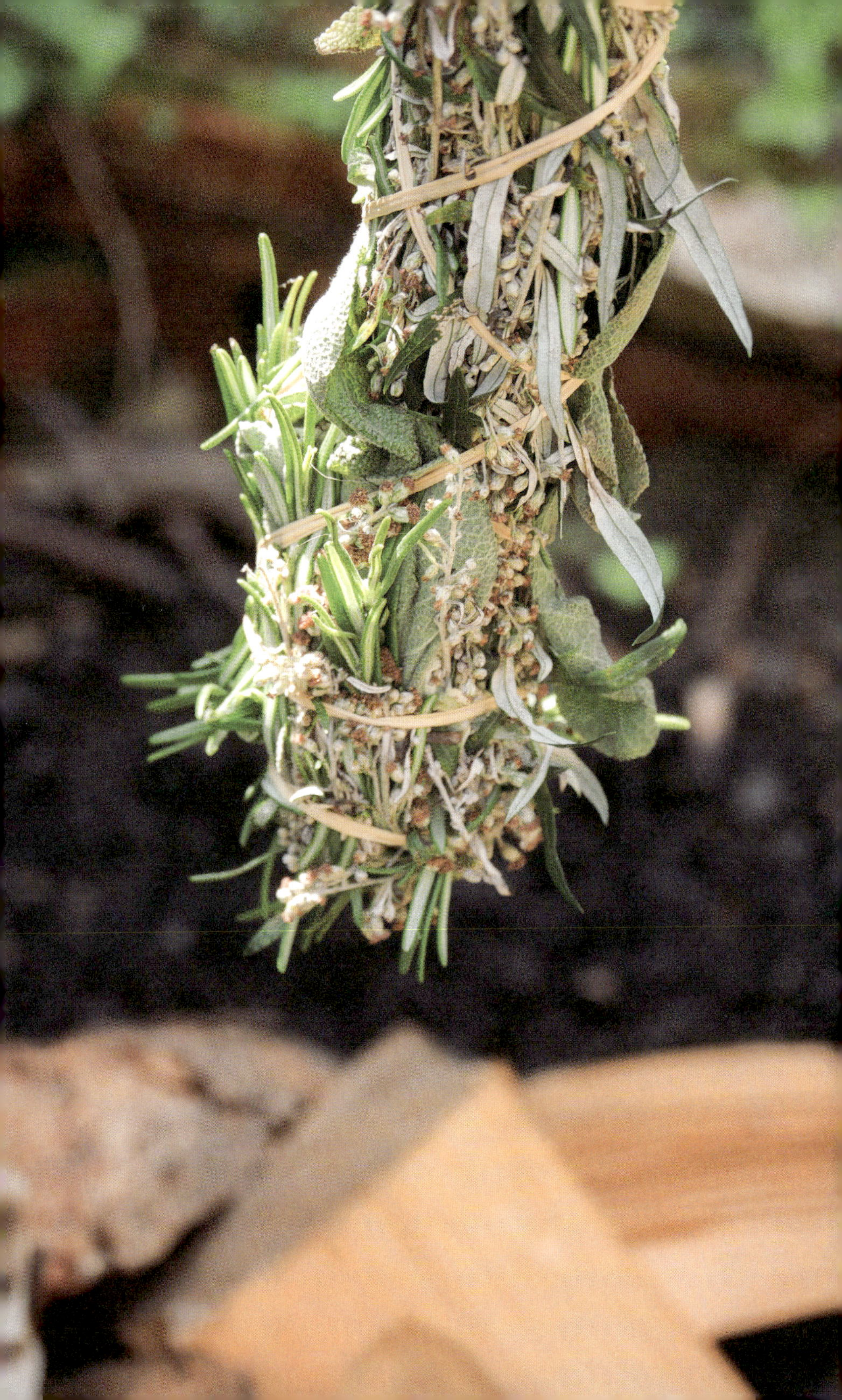

Weißer Rauch mit Beifuß, Rosmarin und Salbei

Was wäre eine Zeremonie ohne Feuer und Rauch?

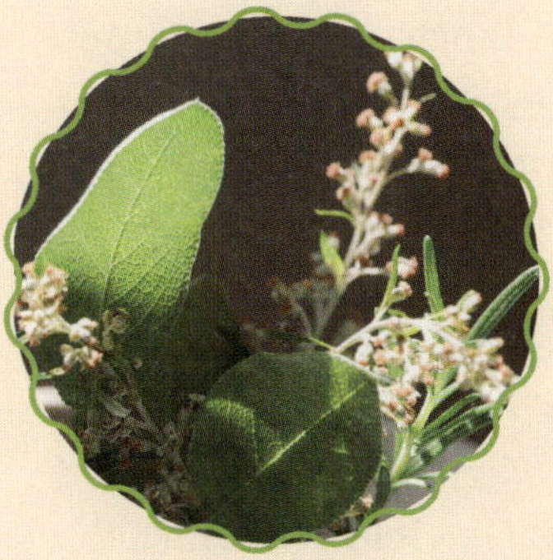

Die Kraft der Rituale

Räucherrituale werden zur geistigen und spirituellen Entwicklung, zum Reinigen, zum Schutz, zum Segnen, zur Harmonisierung, Energetisierung und zu anderen Zwecken genutzt. Für unsere Vorfahren gehörten Räucherrituale zum Alltag. Sie räucherten zu vielen Anlässen, zum Beispiel bei Jahreskreisfesten: beim Julfest (Wintersonnwende), beim Imbolc (an Lichtmess), bei Ostara (der Frühlings-Tag-und-Nacht-Gleiche), Beltane (Walpurgis), Litha oder Johanni (Sommersonnwende), Lammas (Luhnasad), Mabon (der Herbst-Tag-und-Nacht-Gleiche) und bei Samhein (an Allerseelen).

Weshalb also nicht auch bei Ritualen räuchern, die wir nach dem Tod der Verstorbenen begehen, wie beispielsweise an den Geburts- und Todestagen unserer Lieben? Gerade diese Tage sind häufig sehr anstrengend und traurig. Wenn wir sie einfach verstreichen lassen, bleibt oft ein leeres und unzufriedenes Gefühl in uns zurück.

Wie kann Räuchern auf uns wirken?

Beim Räuchern löst man den Geist, die ganzheitliche Wirkung einer Pflanze, von der Materie, ihrem Pflanzenkörper. Die Glut des Feuers dient der Transformation der Pflanze, damit deren geistige Informationen und Inhaltsstoffe sich im Rauch weiter verbreiten und entfalten können.

Die Pflanzen verändern also beim Räuchern vor unseren Augen ihre Gestalt und lösen sich auf. Sie offenbaren ihr ganzes Potenzial und verströmen ihre ätherischen Öle. Ihre Essenz bleibt aber in der veränderten Form erhalten. Wenn sich auch ihr Duft mit der Zeit verflüchtigt und verteilt, ist das doch nur wieder ein Zeichen, dass sich alles mit allem zu verbinden weiß.

Uns kann es die Gewissheit vermitteln, dass auch unsere geliebten Verstorbenen zwar nicht mehr in ihrer bisherigen Gestalt wahrnehmbar, so doch für immer mit uns und allem verbunden bleiben – und dass dem ein ewiger Kreislauf an Werden und Vergehen zugrunde liegen mag.

Deshalb möchte ich dir zeigen, wie du ein Räucherbündel (Weißer Rauch) herstellst, um es bei Trauerritualen anwenden zu können. Hierfür stelle ich dir drei Pflanzen zum Räuchern vor, die dich, in ein Ritual eingebunden, in deiner Trauer unterstützen und stärken. Sie können deine Stimmung auflockern, dich aus der Lethargie heben, dein Gemüt ausgleichen, dein Herz öffnen und deine Konzentration fördern. Gemeint sind Beifuß, Rosmarin und Salbei.

Vor dem Räuchern musst du das Bündel trocknen lassen, denn mit frischen Pflanzen kann man nicht räuchern. Ein Räucherbündel kannst du in der Regel ein Jahr lang nutzen, bevor es seine Inhalts- und Duftstoffe gänzlich verliert.

Praxis: Räucherbündel

Das benötigst du

Für die Vorbereitung des Bündels:

- Je 3–4 etwa 30 cm lange Zweige vom Beifuß, Rosmarin und Salbei
- Bast- oder Baumwollschnur (etwa 150 cm lang)
- Schere

Zum Räuchern:

- Streichhölzer
- Mit Erde gefüllte Schale oder große Muschel
- Evtl. 1 Feder

So gelingt es

- Zuerst sammelst du die genannten Kräuter. Wenn du ganz frische Kräuter verwendest, musst du darauf achten, dass das fertige Bündel in einem warmen Raum durchtrocknen kann, sonst besteht die Gefahr, dass die Pflanzenteile schimmeln. Wenn sie nach ungefähr ein bis zwei Wochen vollständig getrocknet sind, werden sie dir zwischen den Fingern zerbröseln. Wähle also für die Herstellung deines Räucherbündels im Idealfall bereits leicht angetrocknete Pflanzen.
- Nimm Rosmarin und Beifuß auf und lege die Zweige vom Salbei drum herum. Dann wickelst du eine Schnur oder einen langen Bast in größeren Abständen ganz fest von unten nach oben um dein Räucherbündel. Wenn du mittig angekommen bist, knickst du das obere Drittel um und schnürst weiter bis nach oben. Dann wickelst du den Bast zurück bis nach ganz unten und verknotest ihn mit dem Anfang.
- Bei der Schnürung ist es wichtig, das Räucherbündel immer wieder fest zusammenzuziehen und die abstehenden Pflanzenteile mit einzubinden. Achte darauf, dass ein Stück Schnur übrigbleibt, dann kannst du damit eine Schlinge bilden und dein Bündel zum Trocknen daran aufhängen.

- Wenn das Bündel trocken ist, kann es an der Spitze angezündet werden. Sobald die Flamme auflodert, musst du sie sogleich auspusten, damit die trockenen Kräuter nur noch glühen und rauchen.
- Am besten hältst du den glimmenden Teil deines Räucherbündels immer über eine mit Erde oder Sand gefüllte Schale oder Muschel, damit keine Glut- und Pflanzenteilchen herunterfallen können und es keinen Funkenflug gibt. Du kannst die Muschel in deine eine Hand legen und mit dem Daumen derselben Hand das Räucherbündel festhalten. Mit der anderen Hand kannst du dann mit einer Feder den Rauch im Raum verteilen.
- Zum Löschen des Bündels steckst du es in eine mit Erde gefüllte Schale oder schneidest vorn die Glut ab.
- Es gibt weitere Möglichkeiten zu räuchern, beispielsweise über einem Stövchen.

Imagination

Es ist wichtig, vor der Räucherung deine göttliche Führung, deine Engel oder eine andere positive Energie um Begleitung zu bitten. Dann lade alle Attribute ein, die du dir wünschst: Stabilität, Verbindung, Heilung, Stärkung, Schutz und Liebe. Bedanke dich am Ende der Räucherung beim Universum, bei Mutter Erde und der unendlichen Göttlichkeit und Weisheit.

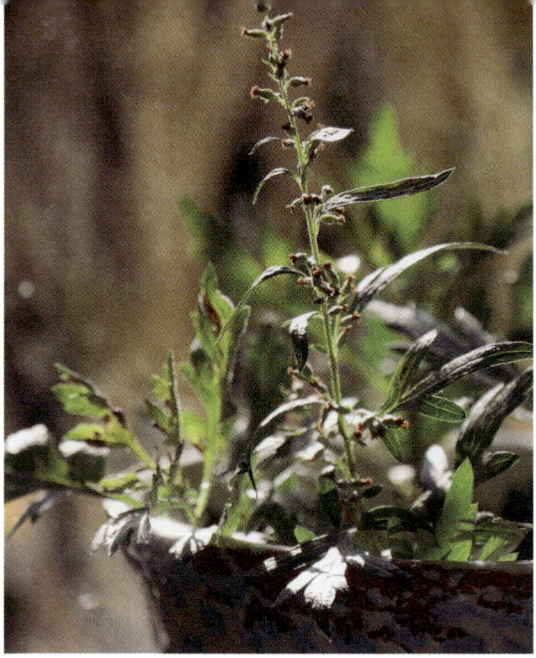

Steckbrief: Der Beifuß (Artemisia vulgaris)

Der Beifuß gilt als eine der ältesten Ritualpflanzen der Welt. Überall wusste man um die Heilkraft dieser Pflanze. So genoss der Beifuß sowohl in Ägypten als auch in Persien und Griechenland hohes Ansehen. Auch die Germanen und die Kelten verwendeten den Beifuß für ihre Räucherrituale.

Die griechische Göttin Artemis ist eine der Namensgeberinnen von Artemisia vulgaris. Einer der mythologischen Bezüge besagt nämlich, dass der lateinische Name des Beifuß‘ (Artemisia) von der Geburtshelferin Artemis stammt, die als Erstgeborene gleich nach ihrer Geburt ihrer Mutter Leto half, ihren Zwillingsbruder Apoll auf die Welt zu bringen. Der lateinische Name soll also darauf hinweisen, dass auch der Beifuß ein Geburtshelfer ist und beim Geburtsvorgang, beim Übergang in unsere Welt, eingesetzt werden kann, weil er, gegen Ende der Schwangerschaft eingenommen, die Wehen unterstützt.

Ebenso hilft er beim Sterbeprozess, den Übergang zu erleichtern. Bei Trauer und Tod vermag er den Blick auf eine andere Art der Verbindung zu richten, denn der Pflanze wird auch eine reinigende Energie zugesprochen, die in Lebenssituationen hilfreich sein kann, die eine neue Ausrichtung und Entscheidung von uns fordern. Deshalb legten auch die Germanen gemäß der nordischen Mythologie Büschel aus Beifuß auf den Scheiterhaufen zu ihren Verstorbenen. Er ist ein Vermittler der Welten und schärft die Sinne für eine andere Dimension.

Bei Räucherungen eignet sich der Beifuß besonders dafür, Altes auszumisten, um sich für Neues zu öffnen. Auch seine entkrampfenden Eigenschaften können helfen, in eine Art Entspannung zu kommen und alte Werte und Glaubenssätze, die nicht mehr hilfreich sind, loszulassen. Sein angenehm aromatisch entspannender Geruch kann diese Wirkung noch unterstützen. Für die Räucherung wird das ganze Kraut des oberen Drittels dieser Pflanze verwendet.

Da der Beifuß meist an energetisch belasteten Plätzen zu finden ist, nimmt man an, dass er mit schweren Energien umgehen kann. Er wächst auf Schuttplätzen, an den Mittelstreifen befahrener Straßen oder an Bahndämmen. Er scheut sich nicht davor, da zur Seite zu stehen, wo es schwierig wird und weh tut.

In westlichen Gefilden heute oft als Deponiehocker oder Unkraut degradiert, wird der Beifuß in der chinesischen Heilkunde schon seit langem sehr geschätzt. Das Kraut wird zu sogenannten Moxa-Stäbchen verarbeitet und angezündet. Die entspannende, entkrampfende und wärmende Wirkung gelangt über die entsprechenden Akkupunkturpunkte tief in den Körper.

Diese Pflanze lässt sich leicht durch ihre unterschiedliche Blattober- und -unterseite erkennen. Oben ist sie dunkelgrün, unten samtig und silbrig. Der Beifuß kann bis zu zwei Meter hoch werden und hat einen harten, rötlichbraunen Stängel mit vielen seitlichen Ausläufern. Seine einzelnen Blüten sind zwar klein und unauffällig, aber hell. In ihrer Vielzahl verleihen sie der Pflanze einen leuchtend weißen Glanz, einer strahlenden Aura gleich, die den Beifuß zu umgeben scheint.

Früher ehrte man den Beifuß auch bei uns als »Mutter aller Kräuter«. Seine Heilwirkungen konzentrierten sich hauptsächlich auf die Verdauung und auf Frauenbeschwerden. Da ein gesunder

Darm Stärke und Gesundheit verlieh, sprach man dem Beifuß sogar magische Kräfte zu. So sollte er die Menschen auch vor Blitz und Unheil schützen.

Die Pflanze wirkt nicht nur körperlich, sondern auch seelisch beruhigend und krampflösend auf den gesamten Organismus. Eine Räucherung mit Beifuß hilft bei Ängsten und stärkt gleichzeitig das Nervensystem.

Seinem deutschen Namen getreu unterstützt eine Einreibung mit Beifußöl müde Beine und Füße. Das kann besonders hilfreich sein, wenn du gerade durch die Wüste deines Lebens wanderst.

Nebenwirkungen

Bei Menschen, die eine hohe Sensibilität haben, kann die Einnahme allergische Reaktionen oder einen Asthmaanfall auslösen.

Kontraindikation

Aufgrund seines hohen Thujongehaltes darf man Beifuß-Tee maximal sechs Wochen lang trinken.

Wegen seiner wehenfördernden Eigenschaften sind sämtliche Anwendungen mit Beifuß während der Schwangerschaft kontraindiziert.

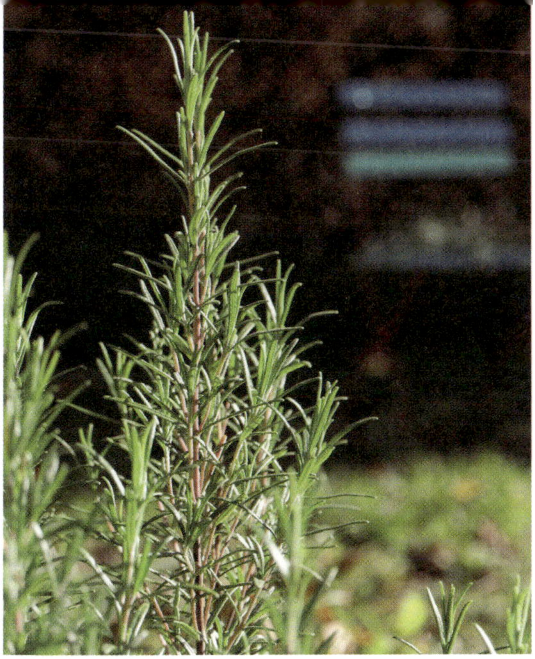

Steckbrief: Der Rosmarin (Rosmarinus officinalis)

Im Rosmarin sind immer zwei Aspekte zu finden: die Liebe und der Tod. Schon in der antiken Kultur stand der Rosmarin als Hochzeitskraut für Liebe und Beständigkeit und war Aphrodite, der Göttin der Liebe geweiht, denn seine betörend duftenden ätherischen Öle wirken herzöffnend und anregend. So wurde er auch volkstümlich Hochzeitsbeaml oder Brautkraut genannt.

In gleicher Weise unterstützt er bei Trauer und Tod eines geliebten Menschen. Die immergrüne Pflanze, die symbolisch für die Unsterblichkeit steht, hilft Trauernden; denn sie weiß um die Sterbeprozesse und die Verwandlung in andere Seinsformen. Zugleich führt sie aufgrund ihrer anregenden Wirkung durch depressive Stimmungen und Traurigkeit. Der Rosmarin wird deshalb in vielen Totenkulten verwendet. In Italien legen die Trauergäste beispielsweise bei der Beerdigung einen Rosmarinzweig in das Grab der Verstorbenen. Intuitiv habe ich damals sowohl auf das Grab meines verstorbenen Sohns Nico als auch an seiner Unfallstelle einen Rosmarinbusch gepflanzt.

Der Rosmarin ist in seinem Wuchs einzigartig. Viele kleine Arme scheinen sich nach dem Himmel zu recken. Wenn er blüht, sieht er aus, als hätte ihm der Himmel blassblaue Blüten geschenkt, die zufällig genau über seinen Spitzen ausgeschüttet wurden.

Der Rosmarin hat eine stark anregende Wirkung. Er stützt und stärkt das Herz und wird besonders bei Herz-Kreislauf-Erkrankungen, nervösen Herzbeschwerden und Herzrhythmusstörungen eingesetzt. Er wird auch zur Stärkung der Nerven empfohlen, besitzt eine aufmunternde, belebende und erfrischende Wirkung und hilft deshalb gegen Müdigkeit und Erschöpfung.

Der Rosmarin wirkt antibakteriell, anregend, entspannend und äußerlich schmerzstillend. Er stärkt die Verdauung und das Herz. Äußerliche Einreibungen beispielsweise mit Rosmarinöl können körperliche Schmerzen lindern.

Beim Räuchern wirkt der Rosmarin unterstützend bei Traurigkeit und Schmerz. Deshalb eignet er sich für Rituale, die an Verstorbene erinnern. Er hilft dabei, langsam wieder das Herz zu öffnen. Die Räucherung mit Rosmarin steht für Schöpferkraft und Wandlung. Er vermag unseren Willen zu stärken und kann uns einen starken Impuls geben, etwas zu verändern und unser Leben in die Hand zu nehmen. In der Räuchermischung wirkt die Pflanze deshalb reinigend und klärend. Zum Räuchern verwendet man das Kraut, die oberen Stängel mit den Blättern, mit oder ohne Blüten.

Nebenwirkungen

Vor dem Schlafengehen getrunken, kann ein Rosmarintee zu Schlafstörungen führen, da er anregend wirkt.

Kontraindikationen

Das ätherische Öl des Rosmarins enthält Kampfer und kann daher Periodenblutungen auslösen. Da die Inhaltsstoffe des Rosmarins auch Wehen auslösen können, ist diese Pflanze in der Schwangerschaft kontraindiziert.

Das ätherische Öl sollte nur äußerlich angewendet werden, da es sehr stark ist und zu Magenreizungen führen kann.

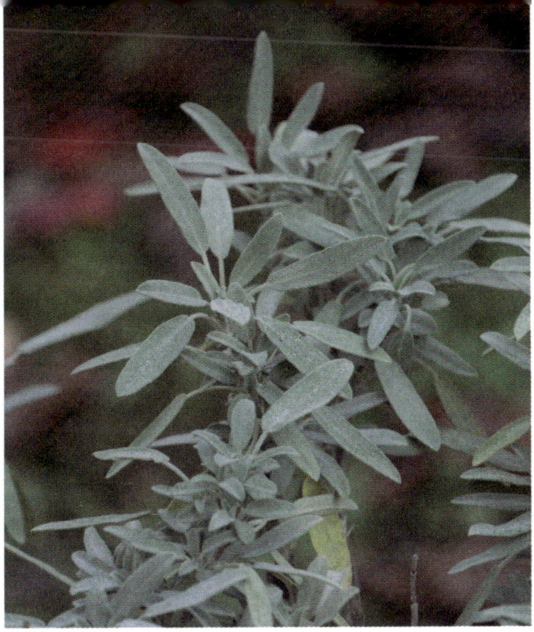

Steckbrief: Der Salbei (Salvia officinalis)

Der Salbei trägt über den Sommer kleine hellblaue bis blassviolette Blüten, die ihm ein zartes und liebliches Äußeres verschaffen. Im Gegensatz dazu duftet er streng, herb, harzig und aromatisch.

Das Räuchern mit weißem Salbei wurde von indigenen Völkern in Nordamerika überliefert, die mit dieser Pflanze Räume, Auren und Energiefelder reinigten, um Negatives und Dunkles abzuwehren. Der Name »Salbei« leitet sich aus dem Lateinischen »salvere« ab und heißt übersetzt »heilen«, »gesunden«. Deshalb werden seinem Rauch große Heilwirkungen nachgesagt. Er kräftigt, klärt und stärkt. Durch das Räuchern wird der Duft dieser Pflanze noch intensiver, weil sich seine ätherischen Öle entfalten können. Zum Räuchern verwendet man die Blätter des Salbeis.

Es ist wichtig, nach dem Räuchern mit Salbei die Fenster kurz zu öffnen, damit das, was durch den Rauch entfliehen möchte, entweichen kann. Der Salbei wird gern auch in Schwitzhütten zu Heilungs- und Reinigungszeremonien verwendet. Man hat zudem festgestellt, dass der Salbei stimmungsaufhellend und konzentrationsfördernd wirkt und deshalb auch hilft, den Geist zu klären.

Viele Trauernde leiden nach dem Tod eines Angehörigen an Konzentrationsstörungen. Hier kann das Kraut positiv und aufnahmefördernd wirken.

Der Salbei hat eine entzündungshemmende und krampflösende Wirkung, die sich auch beim Räuchern auswirken kann.

Der weiße Salbei und der heimische Gartensalbei gehören derselben Familie an. Auch ihre Inhaltsstoffe gleichen sich, weshalb man in Europa häufig Räucherungen auch mit dem heimischen Salbei durchführt.

Wegen seiner stark desinfizierenden und antibakteriellen Wirkung führte man früher in Krankenhäusern oder an öffentlichen Plätzen Räucherungen mit Salbei durch. Im Volksmund heißt es noch heute: »Hast du den Salbei im Garten, der Tod kann warten.« Der Salbei wirkt stabilisierend und unterstützend im Leben, weil er bei alltäglichen Unzulänglichkeiten wie Erkältungen, Halsentzündungen und Wechseljahresbeschwerden (Schwitzen) hilfreich sein kann. Er ist verdauungsanregend und stoffwechselfördernd.

Nebenwirkungen

Der Salbei hat viele Gerb- und Bitterstoffe, die bei zu häufiger Einnahme Magenbeschwerden verursachen können.

Kontraindikationen

Da der Salbei viel Thujon enthält, dürfen eine Tinktur nicht länger als vier Wochen und ein Tee nicht länger als sechs Wochen eingenommen werden, weil es sonst zu Nervenschädigungen kommen kann. Aus diesem Grund ist eine Einnahme auch in der Schwangerschaft kontraindiziert.

Räucherpflanzen können eine sehr starke Wirkung haben und sollten deshalb nicht unterschätzt werden. Wird der Salbei verbrannt, werden ätherische Öle (u.a. das Thujon) freigesetzt, die bei Epileptikern Anfälle und Krämpfe auslösen können.

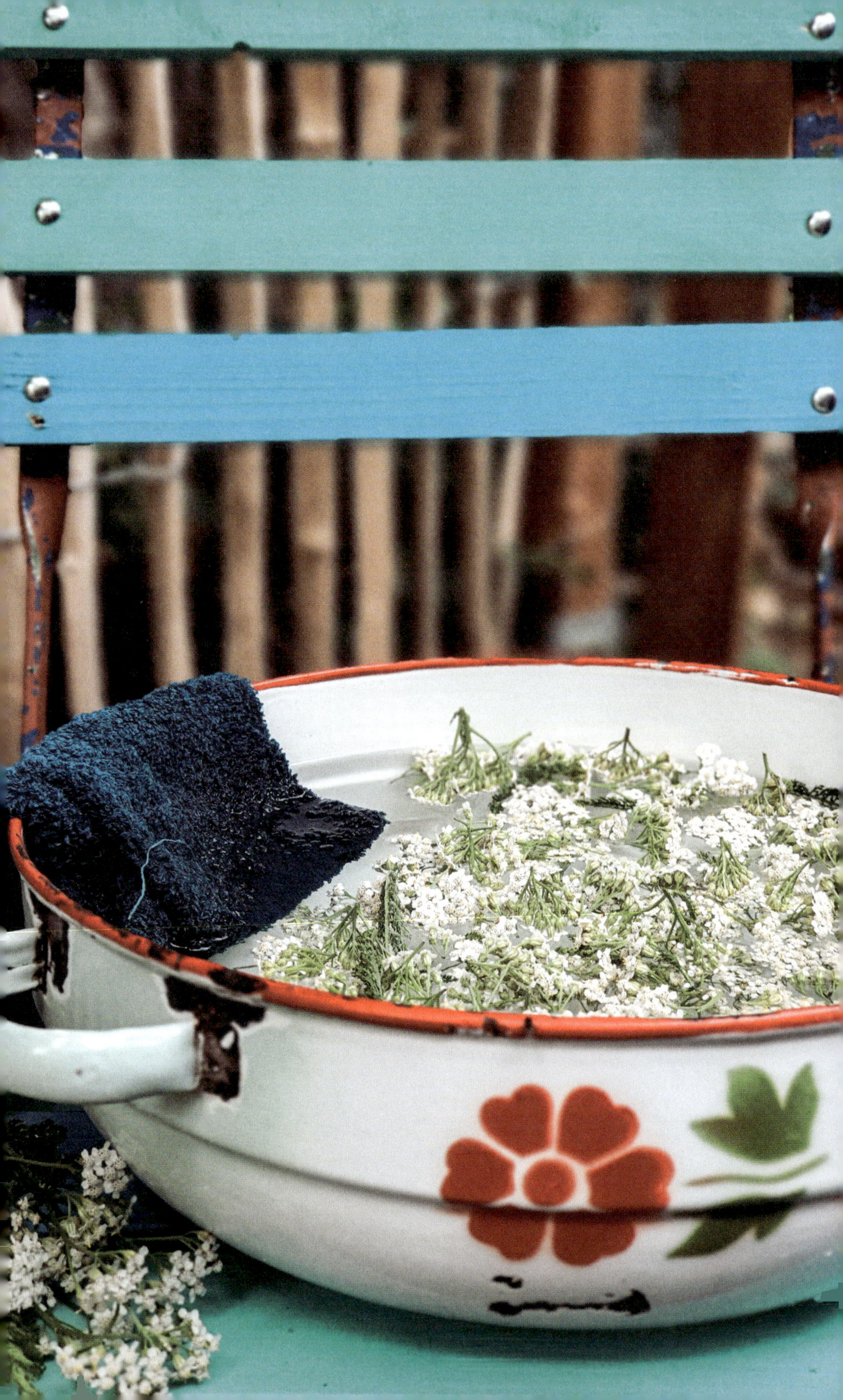

Schafgarbe, das heiße Schaf

Ein Schäferstündchen mit der Natur

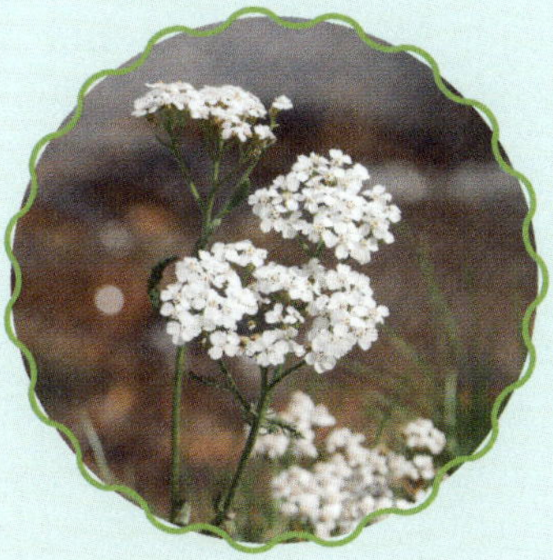

Rund um die Familie

Wenn ein Familienmitglied verstirbt, wird die Struktur innerhalb einer Familie erst einmal völlig durcheinandergeraten. Erst wenn alle Trauernden eines Familiengefüges wieder mehr in ihre eigene Mitte rücken und bereit sind, eine neue Haltung dem Leben gegenüber einzunehmen, fügen sich wie bei einem Mobile die einzelnen Teile frei schwingend in neuer Struktur zusammen, können von einem stabileren Miteinander beseelt und getragen werden und wieder zu einer neuen Ordnung im Raum finden.

Für die Zentrierung und innere Haltung jedes einzelnen Familienmitgliedes kann die Schafgarbe Unterstützung bieten. Sie wird im Volksmund auch »Heil aller Welt« genannt. Ich habe die Schafgarbe für die Stabilisierung des Familiengefüges aufgrund folgender Gesichtspunkte gewählt: Das äußere Erscheinungsbild der Schafgarbe wirkt durch ihren Stängel fest und stabil. Es ist nicht leicht, sie zu pflücken, da sich ihr Stängel nicht einfach abknicken lässt und man die Pflanze bei dem Versuch, sie zu brechen, eher mit der ganzen Wurzel aus dem Boden reißt. Ihre weichen Blätter sind hingegen fein und tausendblättrig – ein Gegensatz zu dem harten Stängel. Zusammen versinnbildlichen sie das ausgleichende Wesen der Pflanze, denn sie vereint Weichheit und Stärke in sich. Diese innere Stärke und Widerstandskraft, gepaart mit einem sensitiven und umsichtigen Wesen, können uns helfen, wieder zu unserer eigenen Mitte und Stabilität zurückzufinden und eine neue Haltung uns selbst und dem Leben gegenüber einzunehmen.

Obwohl die Schafgarbe ein Korbblütler ist, bilden ihre einzelnen Blüten einen doldenähnlichen Blütenstand aus. Die Stängel mit ihren Blütenständen, die einem einzigen Hauptstängel entwachsen, kommen aus unterschiedlichen Ebenen zu einem komplexen Blütenstand auf einer gemeinsamen Ebene zusammen. Diese Wuchsform lässt sich mit einer Familie vergleichen, deren einzelne Mitglieder für sich stehen und dennoch Seite an Seite eine Gemeinschaft bilden. Die weitreichende Verzweigung der einzelnen Elemente könnte auf die verschiedenen Familienmitglieder hinweisen, die alle miteinander in Verbindung stehen.

Im übertragenen Sinne könnte das darauf hindeuten, dass das eigene individuelle Handeln auch innerhalb der Familie Wirkung zeigt. Diese Überlegungen lassen sich noch ausweiten, wenn wir den Aspekt berücksichtigen, dass die Verbindung sowohl in die Vergangenheit als auch in die Zukunft weist. Dementsprechend dürfte es die Aufgabe jedes einzelnen Menschen sein, die Themen und Lebensaufgaben nicht nur für sich selbst oder für die eigene Familie, sondern für ein ganzes Familiengefüge zu bearbeiten.

Wir können die Schafgarbe auf unterschiedlichste Weise zu uns nehmen. Eine weniger bekannte, aber sehr unterstützende Handhabung möchte ich im Folgenden vorstellen.

Praxis: Leberwickel

Das benötigst du

- 6 EL frisch geschnittenes oder 3 EL getrocknetes Schafgarbenkraut
- ½ l heißes Wasser
- Waschlappen
- Trockenes Tuch
- Wärmflasche
- ½ Stunde Zeit (mittags)

So gelingt es

- Gib das Schafgarbenkraut in einen Topf.
- Überbrühe es mit dem heißen Wasser.
- Lasse es nun zehn Minuten zugedeckt ziehen.
- Gieße danach den entstandenen Sud in einen Waschlappen, sodass das Schafgarbenkraut darin zurückbleibt, und drücke den Waschlappen vorsichtig aus (Achtung: heiß).
- Lege dich nun entspannt hin. Den Waschlappen platzierst du auf dem rechten Oberbauch, hier ist deine Leber. Lege dann das trockene Tuch darüber und die Wärmflasche darauf. Decke dich gut zu und ruhe eine halbe Stunde aus, wenn möglich um die Mittagszeit.

Imagination

Stell dir vor, wie die ätherischen Öle und die wundheilungsfördernden Substanzen der Schafgarbe durch die Wickelauflage in deinen Körper eindringen und sich wärmend und tröstend ausbreiten, überall da, wo es wund ist und schmerzt. Kannst du spüren, wie sie heilt? Atme tief ein und wieder aus und versuche, während der Anwendung mit diesem inneren Bild zu verschmelzen.

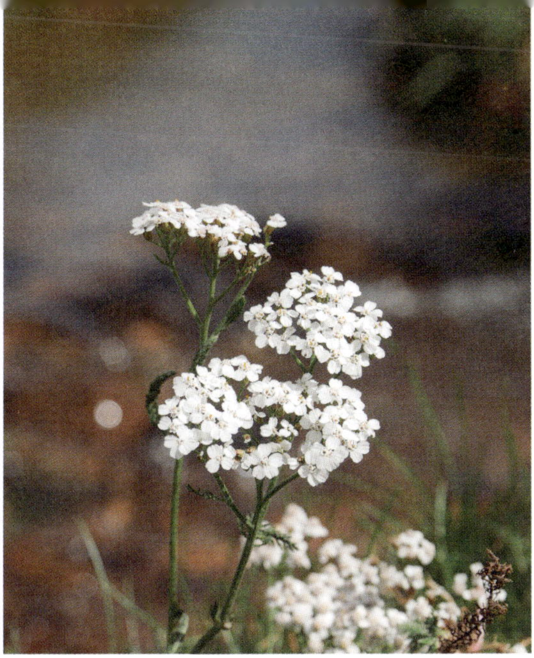

Steckbrief: Die Schafgarbe (Achillea millefolium)

Wegen ihrer feinen tausendfach gefiederten Blätter hat die Schafgarbe auch den Beinamen »die Augenbraue der Venus« bekommen. Ihr lateinischer Name (Achillea millefolium) verweist darauf, dass Achilles, ein Held des trojanischen Krieges, einst mit dem Pflanzensaft der Schafgarbenblätter geheilt worden sein soll. Das ist eine der Herleitungen ihres Namens, der wie folgt ausgelegt werden könnte: »Ich heile Achilles mit meinen tausend Blättern.«

Der deutsche Name kommt daher, dass sich Schafe in diesem Heilkraut wälzen, um ihre offenen Wunden zu heilen. Indem sie über das Kraut rollen, pressen sie den Saft aus der Pflanze, der wundheilungsfördernd wirkt. Auch im Zweiten Weltkrieg wurden Soldaten mit den heilenden Säften dieser Pflanze behandelt. Auf seelischer Ebene kann die Schafgarbe ebenfalls helfen, Verletzungen zu heilen.

Innerlich unterstützt die Pflanze hauptsächlich die Verdauungsorgane und die Leber. Im übertragenen Sinn hilft sie mit, all das, was schwer zu verdauen ist, zu verarbeiten. Da bei Trauer, Kummer und Sorgen oft die Leber und die Galle belastet werden, ist ihre Entgiftung in regelmäßigen Abständen sinnvoll. Die entzündungshemmenden, stärkenden, krampflösenden und wundheilenden Eigenschaften der Schafgarbe können diese Organe stärken, damit wir nach einer seelischen Verwundung wieder besser im Leben klarkommen und neue Kraft und Führung im Alltag finden können.

Nebenwirkungen

Die äußerliche Anwendung kann bei Menschen mit empfindlicher Haut Kontaktallergien auslösen.

Kontraindikationen

Bei einer Überempfindlichkeit gegen Schafgarbe oder einer Allergie gegen Korbblütler darf die Schafgarbe nicht angewendet werden.

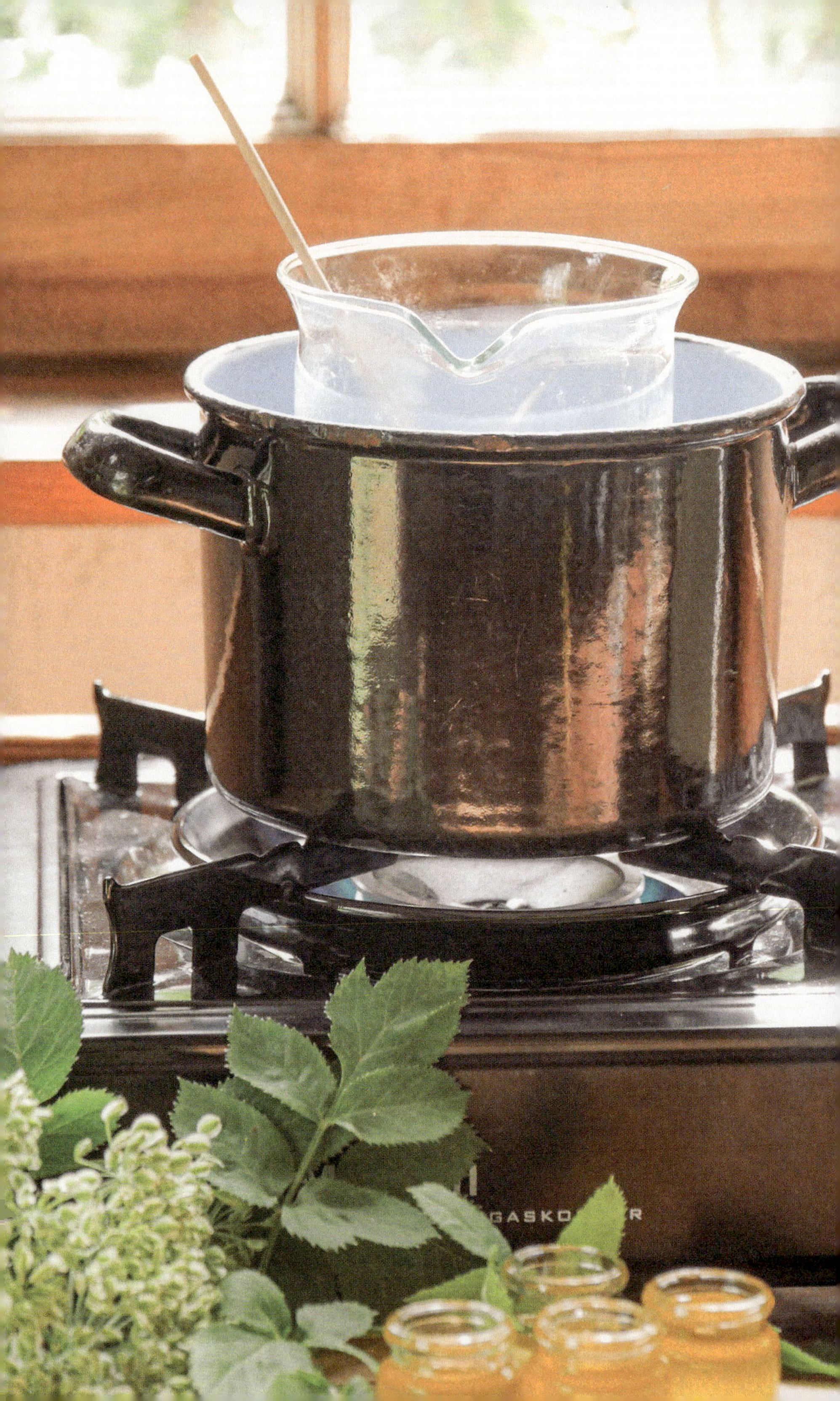

Engelwurz, der Engel an deiner Seite

Wenn du magst,
leihe ich dir meine Flügel:
dann flieg!

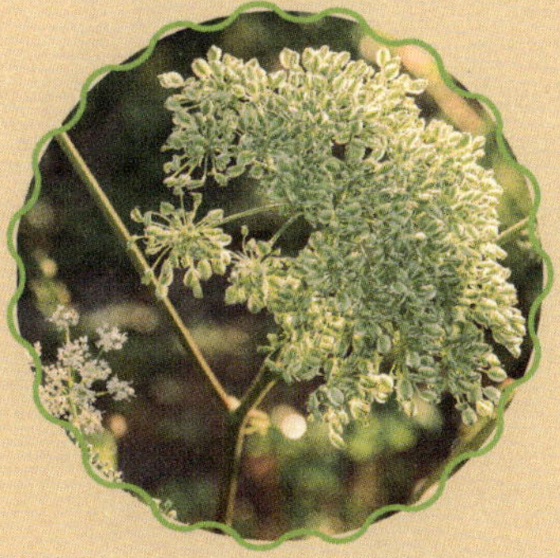

Wenn Schutz vonnöten ist

Im Volksmund nannte man die Engelwurz auch Angstwurz. Man verabreichte sie bei Angstzuständen, Melancholie und Schlafstörungen. Diese Pflanze ist eine beeindruckende und auffallende Persönlichkeit. Ihr gesamtes Erscheinungsbild strahlt Schutz, Ruhe und Geborgenheit aus. Sie kann bis zu zweieinhalb Meter hoch werden und gleicht in ihrer Form einem Schutzengel. In gleicher Weise, wie die Hüllblätter der Engelwurz die noch jungen Triebe vor den Naturgewalten schützen, bietet sie auch uns ihre Unterstützung an.

Mit ihrer Blüte streckt sie sich dem Himmel entgegen, fängt das Licht auf, das durch die hohlen Stängel bis hinunter in ihre Wurzeln gleitet. Dieses Licht zeigt sich, wenn du ihre Wurzel aufschneidest. Sie ist ganz weiß und hell.

Indem die Engelwurz das Licht vom Himmel bis hinunter in die Erde fließen lässt, um ihre Wurzeln damit zu füllen, verbindet sie diese beiden Elemente. Dieses himmlische Wurzellicht wirkt in der Trauer tröstend und stärkt die Nerven. Das deutet darauf hin, dass diese Pflanze eine gute Weg- und Trauerbegleiterin ist. Und beim Wandern durch die Wüste des Lebens können wir Beistand gut gebrauchen! Diese Pflanze wirkt auf allen Ebenen, sie unterstützt die Seele, den Körper und den Geist in Zeiten großer seelischer und körperlicher Belastungen, in Stresssituationen oder in der Rekonvaleszenz.

Manchmal ist es schwierig, in unserer Trauer wieder ins alltägliche Leben einzutauchen und mit Menschen in Kontakt zu kommen. Oft fühlen wir uns unsicher und ungeschützt. Dann kann der Engelwurz-Brustbalsam Schutz bieten.

Praxis: Seelenbalsam

Das benötigst du

- 10 g getrocknete oder 20 g frische Engelwurz-Wurzeln der einjährigen Pflanze
- Schneidebrettchen
- Messer
- 100 ml Öl (Oliven-, Sonnenblumen- oder Mandelöl)
- Topf mit Wasser (fürs Wasserbad)
- Herdplatte
- 2 feuerfeste Glasgefäße
- Thermometer
- 2–3 Gewürznelken
- Sieb
- 5–10 g Bienenwachs (je nachdem, wie hart der Balsam werden soll)
- 6 Tropfen ätherisches Rosenöl
- Mehrere kleine Kosmetiktiegel mit Deckel
- Küchenpapier

So gelingt es

- Die Pflanzen zerkleinern und in das Öl geben.
- Die geschnittenen Engelwurz-Wurzeln im Öl in einem feuerfesten Glasgefäß im Wasserbad etwa 20 Minuten lang bis zu 70 Grad Celsius erhitzen (mit dem Thermometer überprüfen).
- Zum Schluss die Gewürznelken zum Desinfizieren hinzugeben.
- Alles vom Herd nehmen, die Pflanzen abseihen.
- Nun das Bienenwachs in das Öl hinzugeben und noch einmal auf dem Herd im Wasserbad schmelzen lassen. Bei 70 Grad Celsius löst sich das Wachs vollständig auf.
- Etwas abkühlen lassen.
- Ein paar Tropfen ätherisches Rosenöl hinzugeben und in Kosmetiktiegel umfüllen.
- Mit Küchenpapier bedecken und über Nacht erkalten lassen.

- Dann die Deckel schließen, mit Namen und Datum beschriften.
- Der Seelenbalsam ist in den verschlossenen Tiegeln etwa ein Jahr lang haltbar.

Imagination

Du kannst den fertigen Balsam stets in der Tasche mit dir führen. Immer dann, wenn du mehr Schutz benötigst, reibst du deine Brust damit ein. Die Inhaltsstoffe dieser Pflanze dringen durch deine Haut nach innen. Sie stärken und stützen dich mit ihrer Kraft, ihrem Licht und ihrer liebevollen Zuwendung. Du bist nicht allein.

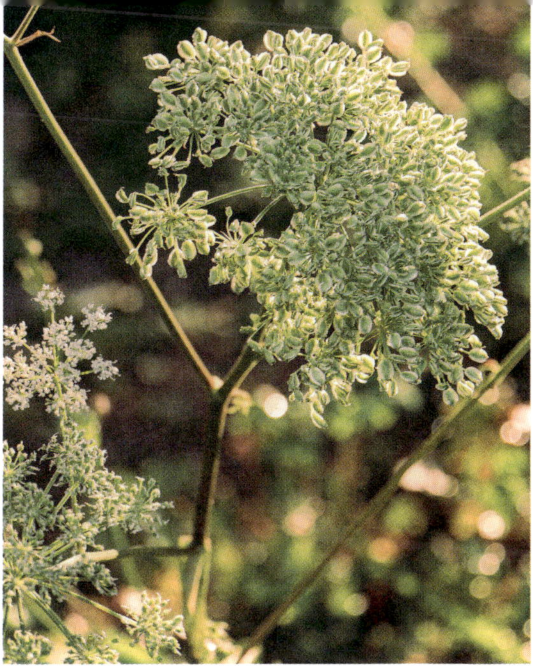

Steckbrief: Die Engelwurz (Angelica archangelica und Angelica sylvestris L.)

Ihr Name wird vom lateinischen »angelus« (Engel) abgeleitet. Da die Wurzel sehr stärkend und kraftspendend wirkt, wurde die Engelwurz auch als der Ginseng des Abendlandes bezeichnet. In der Antike war die Pflanze Teil des sogenannten Theriaks, eines opiumhaltigen Allheilmittels, das als Lebenselixier Verwendung fand.

Ihr balsamisch-aromatischer Duft verrät, dass die Engelwurz reich an ätherischen Ölen ist. Ihre Inhaltsstoffe wirken abwehrsteigernd, krampflösend, schmerzstillend, erwärmend und tonisierend. Sie spenden Kraft und stabilisieren den Kreislauf. Eingesetzt wird die Engelwurz hauptsächlich bei Erschöpfungszuständen und Erkältungskrankheiten.

In der Zeit der Trauer sind Menschen oft sehr empfindsam, und allzu häufig schlagen Trauer und Schmerz auf den Magen und auf den Darm. Auch das gehört zu den Spezialgebieten der Engelwurz, denn sie hilft bei Verdauungsbeschwerden, Appetitlosigkeit und bei Krämpfen sowohl im Magen als auch im Bereich des Darms. Die

Engelwurz wirkt unterstützend auch auf das Herz, das ja meist gerade in der Trauer am schwersten in Mitleidenschaft gezogen wird.

Für den Balsam wird im Herbst die Wurzel der einjährigen, noch nicht blühenden Pflanze gesammelt, weil im zweiten Jahr viel Kraft in ihre Blüte schießt. Mit einem Wurzelstecher gelingt es, die Wurzel auszugraben. Es wird nur ein Teil der Wurzel benötigt, der Rest kann wieder der Erde übergeben werden. So kann die Pflanze sich weiter vermehren und im nächsten Jahr wieder neue Engel auf der Erde verteilen.

Achtung: Beim Sammeln oder Ausgraben der Engelwurz muss bitte unbedingt darauf geachtet werden, dass sie nicht mit ähnlich aussehenden Pflanzen verwechselt wird, zum Beispiel mit dem Bärenklau. Seine Wurzel verströmt aber einen eher unangenehmen Geruch und ist nicht mit dem himmlischen Duft der Engelwurz zu vergleichen. Zudem ist sein Stängel rau, während der der Engelwurz glatt und rötlich ist. Andere Doldenblütler sind der Rosskümmel, der Kälberkropf, der Merk und der Schierling, welcher ganz besonders giftige Substanzen enthält.

Nebenwirkungen

Die Furanocumarine in der Engelwurz können bei innerer und äußerer Anwendung die Lichtempfindlichkeit bei hautsensiblen Menschen erhöhen und zu Hautausschlägen und Ekzemen führen. Deshalb sollten sich diese Menschen in Zeiten der Anwendung von Engelwurz vor starker Sonneneinstrahlung schützen.

Kontraindikationen

Da sie eine sehr starke Heilpflanze ist, sollte die Engelwurz nicht länger als drei Wochen eingenommen werden. Wenn eine längere Einnahme guttut oder erforderlich ist, müsste dies unbedingt mit einer Heilpraktikerin oder einem Arzt besprochen werden.

Die Engelwurz darf nicht in der Schwangerschaft verwendet werden, weil sie die Gebärmutter anregt.

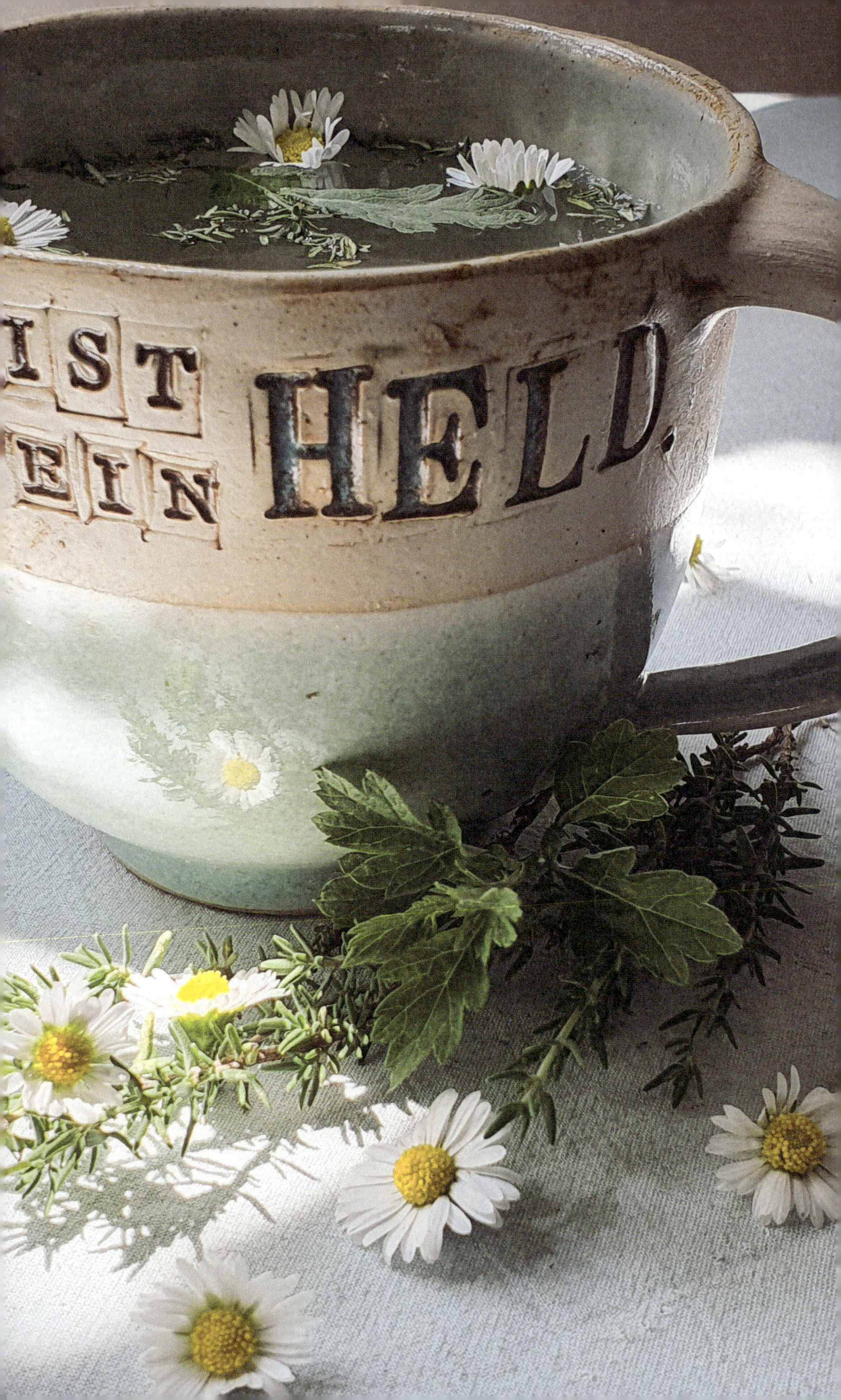
IST
EIN
HELD.

Eisenkraut, Thymian, Gänseblümchen – Helden fallen nicht vom Himmel, sie wachsen auf der Wiese

Eine außergewöhnliche Begegnung

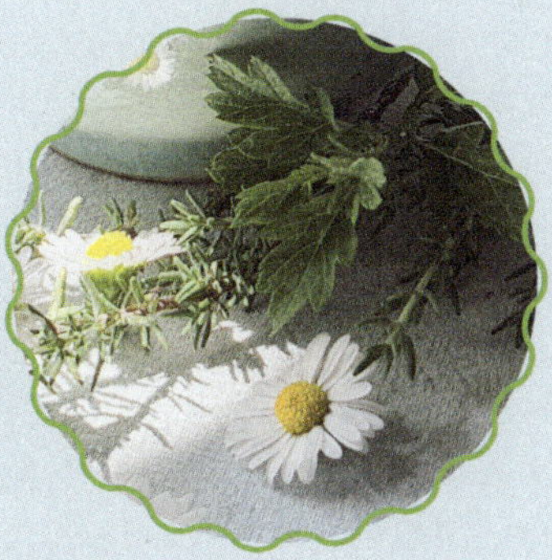

Unterstützung für alle, die helfen

Dieses Kapitel ist für die Helferinnen und Helfer gedacht. Denn auch sie werden froh sein, wenn sie etwas an die Hand bekommen, das sie selbst unterstützt.

Schon die Römer versprachen sich Hilfe von den Pflanzen, wenn ihnen eine wichtige Mission bevorstand, die ihnen eine große Portion Geschicklichkeit, Mut und Widerstandskraft abverlangte. Vielleicht vermögen uns heute noch dieselben Pflanzen in den Dingen zu stärken, die auch sie damals unterstützten. Sie kannten sich jedenfalls in der Welt der Pflanzen gut aus und nutzten sie selbstverständlich und intuitiv. Und welche Pflanzen unterstützten damals Menschen in ihrer helfenden Mission?

Für die Begleitung in der Trauer benötigen wir heute noch immer dasselbe Fingerspitzengefühl, eine ähnliche Anteilnahme und ebenso eine große Portion Mut wie damals. Hierfür habe ich einen Tee aus drei segensreichen Pflanzen zusammengestellt: Eisenkraut, Thymian und Gänseblümchen.

Das Eisenkraut verkörpert die Geschicklichkeit: Schon in der Antike galt es als Sinnbild des Friedens. Die Menschen glaubten daran, dass es Glück brächte und die diplomatischen Angelegenheiten und Geschicke des Volkes unterstütze. Römische Gesandte trugen sogar seinen Namen und wurden Verbania genannt. Sie trugen bei allen Friedensverträgen und schwierigen Missionen das Eisenkraut in ihrer Kleidung oder auf dem Kopf – oder sie hielten es schlicht in den Händen. Für sie war es das beste Diplomatenmittel, auf das sie, wann immer reichlich Einfühlungsvermögen erforderlich war, vertrauen konnten.

In der Antike hielt man beim Schwur einen Strauß Eisenkraut in der Hand, um seine Ehrlichkeit und Authentizität zu bekräftigen. Da im Umgang mit Trauernden ebenfalls ein hohes Maß an Fingerspitzengefühl und Ehrlichkeit erforderlich ist und Helfende ein gewisses Geschick und einen guten Geist benötigen, sobald sie sich in unbekannte Gefilde begeben, habe ich für den Helden-Tee dieses Kraut gewählt.

Der Thymian steht für Mut: Sein Name wird von dem griechischen Wort »thymos« abgeleitet, das übersetzt Kraft und Mut bedeutet. Laut einer Sage badeten in der Antike die Krieger in einem Thymianbad, bevor sie zum Kampf aufbrachen. Thymian stärkt vor allem die Atmungsorgane. Da der Atem uns unsere Lebensenergie verleiht und Voraussetzung für menschliches Leben ist, darf diese Pflanze ein wesentlicher Bestandteil im Helden-Tee sein. Thymian stärkt die Nerven und ist der Mutmacher schlechthin, er kann helfen, beherzt voranzugehen, um das auszuführen, was das Leben von den Helfenden verlangt.

Das Gänseblümchen ist ein Stehaufmännchen und zeigt immer wieder seine Widerstandskraft: Nichts kann es davon abhalten, seiner Bestimmung nachzukommen, zu blühen und zu wirken. Es reckt seinen Blütenkopf der Sonne entgegen und schließt ihn, sobald diese untergeht. Wenn es regnet, bleibt die Blüte geschlossen. Es wächst zwischen Ritzen, in Mauern und blüht selbst im Winter. Wenn es getreten wird, steht es immer wieder auf. Seine Widerstandskraft, Resilienz und Sehnsucht nach dem Leben sind unermesslich. Seine Bescheidenheit sticht hervor. Das Gänseblümchen unterstützt, wo es nur kann. Es vermag innere und äußere Wunden zu heilen und kümmert sich mit all seiner Liebesfähigkeit und Milde um unseren Geist und Körper.

Ein Tipp: Stelle bei gedrückter Stimmung ein geschlossenes Gänseblümchen in ein warmes Wasserglas – es wird sogleich seine Blüte öffnen und vermag auf diese Art so manches Gemüt zu erhellen. Für unsere keltisch-germanischen Vorfahren war der offene Blütenkelch dieser Pflanze Sinnbild für die Anwesenheit des Sonnengottes Baldur. So nehme ich noch das Gänseblümchen hinzu, um den ausgleichenden und stärkenden Tee mit der Widerstandskraft dieser Pflanze zu vervollständigen.

Ich bin allen Menschen, die mir damals in meiner eigenen Trauer beistanden, zutiefst dankbar. Ich empfand ihr Dasein über eine längere Zeit als sehr heilsam und bewundernswert. Es ist nicht selbstverständlich, sich emotional auf eine Situation einzulassen, die einem vorher so noch nie begegnet ist. Deshalb möchte ich jetzt diesem Tee, den ich für alle Helfer dieser Erde zusammengestellt habe, aber auch für alle Trauernden, die mutig und stark ihren Weg durch die Wüste ihres Lebens weiterverfolgen, den Namen »Helden-Tee« geben.

Praxis: Helden-Tee

Das benötigst du

- Herd mit Topf oder Wasserkocher
- Wasser
- 1 EL frische oder 1 TL getrocknete Pflanzenmischung aus Eisenkraut, Thymian und Gänseblümchen (zu 3 gleichen Teilen)
- Teebeutel
- Tasse
- Deckel

So gelingt es

- Bringe das Wasser zum Kochen.
- Gib die Kräutermischung in einen Teebeutel und dann in eine Tasse und übergieße sie mit siedend heißem, nicht mehr kochendem Wasser.
- Decke die Tasse mit einem Deckel ab und lass den Tee fünf bis sieben Minuten ziehen.
- Nimm dann den Teebeutel wieder heraus und genieße deinen Tee.
- Diese Anleitung kannst du täglich wiederholen.
- Diese Teezubereitung wird auch Infus genannt. Sie ist eine von drei unterschiedlichen Zubereitungsarten.

Imagination

Lass den ersten Schluck Tee erst einmal eine Minute in deinem Mundraum, bevor du ihn hinunterschluckst. Spüre den frisch-herben Geschmack, der sich in deinem Mund ausbreitet. Stelle dir dann vor, wie jeder folgende Schluck in deinen Körper fließt. Wo spült es ihn hin? Gelangt er durch deine Kehle bis zu deinem Herzen? Stelle dir vor, durch den Tee Beistand zu erfahren und verfolge deine Berufung. Die heilenden Pflanzen können dir dabei stärkend und unterstützend zur Seite stehen.

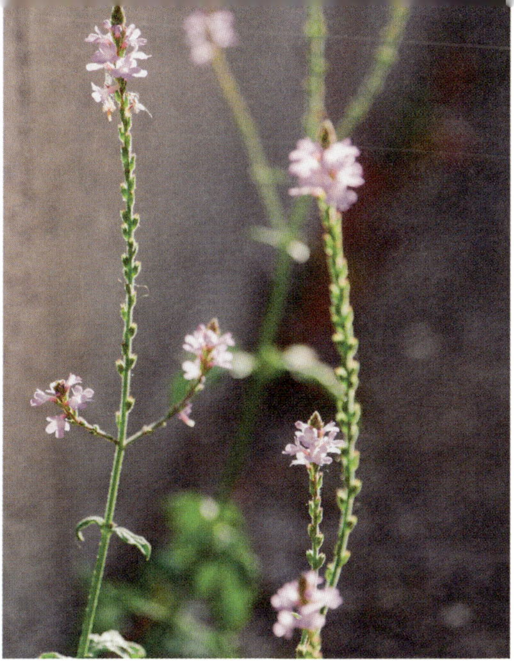

Steckbrief: Das Eisenkraut (Verbene officinalis)

Das Eisenkraut stammt aus derselben Familie wie die Zitronenverbene (Verbenaceae). Es kommt ursprünglich aus dem Mittelmeerraum, ist aber inzwischen ein Kosmopolit und fühlt sich überall auf der Welt wohl. Das Eisenkraut wird nur etwa 70 Zentimeter hoch. Man erkennt es an seinem zähen, vierkantigen Stängel und an seiner Blüte. Sie ist relativ klein und blüht lila. Wenn mehrere dieser Pflanzen zusammenstehen, wirken sie wie tausend winzige Glühwürmchen, die sogar bei Tageslicht leuchten.

Heute wird das Eisenkraut für heilende Zwecke kaum noch verwendet, obwohl ihm in der Volksheilkunde ein sehr hohes Ansehen zukam. Das Eisenkraut wurde in früheren Zeiten als Allrounder, nämlich zur Stärkung und Unterstützung bei vielen Krankheiten eingesetzt, etwa bei Husten, Verdauungsproblemen, Atemwegsinfekten, Hautproblemen, Stoffwechselstörungen, Nervenschwäche, Nervosität, Schlaflosigkeit und bei Angstzuständen. Mit seiner leicht antidepressiven Wirkung ist es innerlich kräftigend und stärkend, unterstützt in Stresssituationen und beruhigt das Gemüt. Das alles sind beste Voraussetzungen, um für die Interaktion mit Menschen in schwierigen Situationen gerüstet zu sein.

Es ist auch möglich, dass das Geheimnis des Eisenkrauts zusätzlich in der allgemein entkrampfenden und regulierenden Wirkung auf die Schilddrüse begründet ist, die später wissenschaftlich bestätigt wurde.

Nebenwirkungen

Eine zu hohe Dosis von Eisenkrauttee oder -tinktur kann zu Übelkeit und Erbrechen führen.

Kontraindikation

Da das Eisenkraut die Gebärmutter anregt, ist es in der Schwangerschaft kontraindiziert. Bei höherer Dosierung kann es auch die Schilddrüse anregen. Deshalb sollten Schilddrüsenerkrankte die Tinktur oder den Tee nur nach Absprache mit ihrem Arzt anwenden.

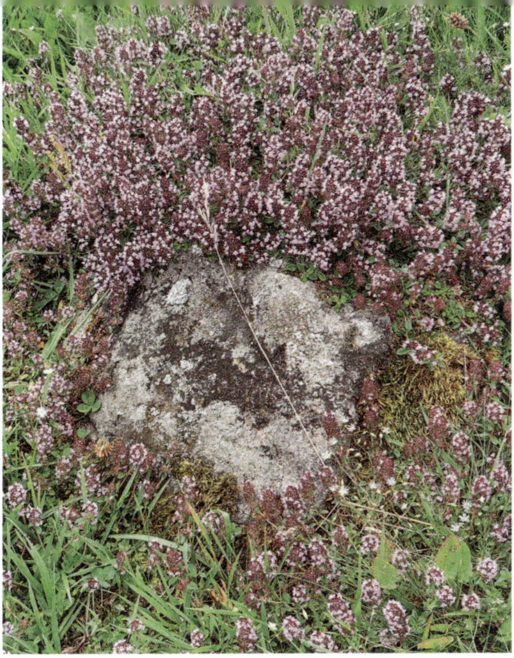

Steckbrief: Der Thymian (Thymus vulgaris)

Diese Pflanze hat in der Volksheilkunde viele Namen und wird beispielsweise auch Römischer oder Welscher Quendel genannt. Der echte Thymian ist ein Südländer und kann den Winter in unseren Gefilden nicht überleben. Er hat die stärksten Heilkräfte. Der in Deutschland vorkommende Feld-Thymian (Thymus pulegioides), auch Quendel genannt, ist in seinen Wirkungen zwar nicht ganz so stark, besitzt aber dennoch große Heilkräfte.

Er gilt seit Urzeiten als das »Antibiotikum der armen Leute«. Man räucherte ihn, verwendete ihn als Gewürz in der Küche oder als Tee und Tinktur. Dieses Kraut ist ein Alleskönner. Ein Thymiantee wirkt stärkend, wenn man psychisch oder physisch angeschlagen ist. Heute wird er aber vor allem bei starkem Husten eingesetzt.

Mit seinen antibakteriellen Eigenschaften schützt das Thymiankraut auch die Gebärenden und Säuglinge. Noch heute wird der Thymian als Marienkraut bezeichnet. Einer Legende nach soll Maria die Krippe ihres Jesuskindes mit dem Feldthymian ausgestattet haben. Daher hat diese Pflanze den Beinamen Marienbettstroh bekommen.

Die Ägypter nutzten die konservierende und antiseptische Wirkung des Thymian zur Vorbereitung der Mumifizierung ihrer Verstorbenen.

Nebenwirkungen

Es sind keine bekannt.

Kontraindikationen

Wegen seines hohen Thymol-Gehaltes und seiner stimulierenden Wirkung auf die Gebärmutter sollte der Thymian nicht in großen Mengen in der Schwangerschaft und auch nicht bei Schilddrüsenerkrankungen und Leberschäden verwendet werden.

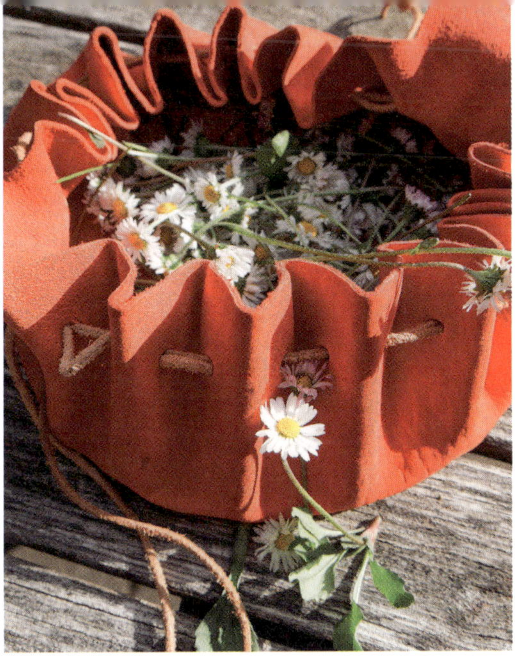

Steckbrief: Das Gänseblümchen (Bellis perennis)

Der lateinische Name des Gänseblümchens besteht aus »bellis« – was so viel wie schön oder niedlich bedeutet – und »perennis« (ausdauernd). Maßgebend für diesen Namen war vermutlich, dass das Gänseblümchen besonders widerstandsfähig ist und zu jeder Jahreszeit blüht, es sei denn, es ist vom Schnee bedeckt. Wenn es getreten wird, steht es sofort wieder auf. Wenn man im Sommer den Rasen mäht, dauert es nicht lange und das Gänseblümchen erscheint wieder in seiner ganzen Pracht und Schönheit. Diese Resilienz zeigt es auch in der Therapie, denn mit seinen Inhaltsstoffen (Gerb- und Bitterstoffe sowie viele Vitamine) kann es innerlich angewendet unseren ganzen Körper stärken. In der modernen Phytotherapie wird diese Pflanze jedoch nur noch als Bestandteil einem Tee beigemischt. In der Volksheilkunde galt das Gänseblümchen unter anderem als schmerz- und krampfstillend, stoffwechselanregend und regenerierend. Es kam beispielsweise bei Erkältungskrankheiten zum Einsatz.

Der Schweizer Pfarrer und Naturarzt Johann Künzle (1857–1945) setzte das Gänseblümchen vor allem in der Kinderheilkunde ein und mischte die Pflanze jedem Kräutertee bei. So verhalf sie den Kindern wieder auf die Beine. In der Homöopathie gilt Bellis perennis als feinstoffliches Trauermittel und wird bei körperlichen und seelischen Verletzungen gegeben, die lange Zeit nicht heilen.

Nebenwirkungen und Kontraindikationen

Es sind keine bekannt.

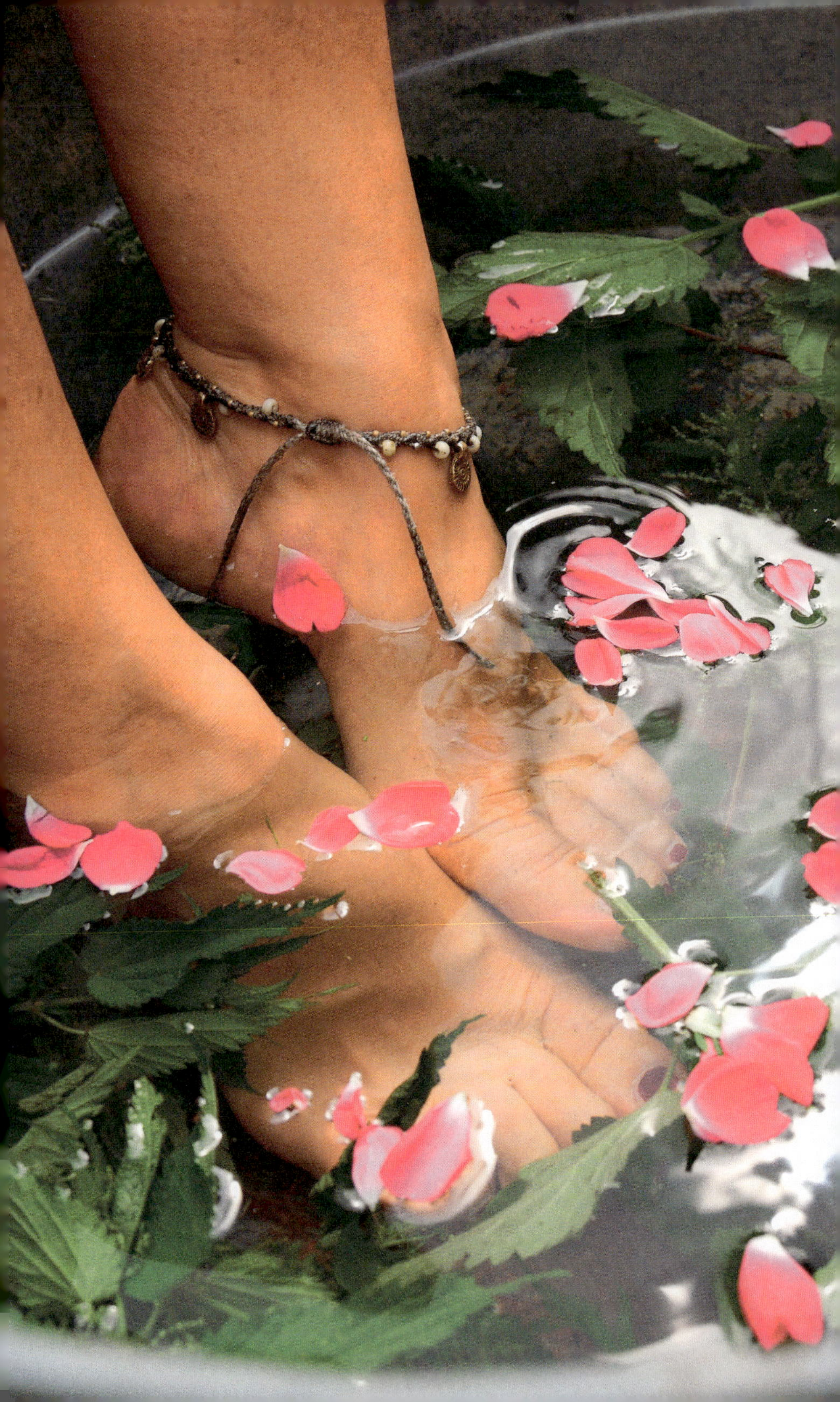

Zurück zum Wesentlichen mit der Brennnessel

Ein liebevoller Rebell

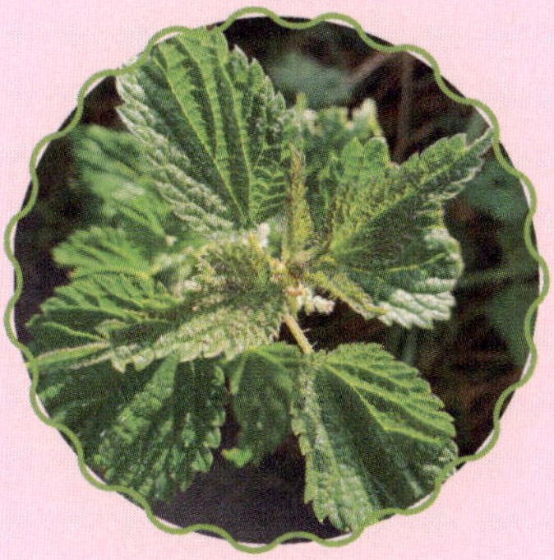

Im Mittelpunkt steht die Identität

Die Brennnessel lässt dich deinen Körper spüren. Die meisten kennen das Gefühl, das sie auslöst, wenn man mit ihr in Berührung kommt. Manche finden es unerträglich, andere wiederum schwören auf sie. Äußerlich hilft die Reizwirkung ihres Giftes vor allem bei Rheuma. Aber auch in der Trauer kannst du davon profitieren. Denn wenn du sie berührst, bist du sofort hellwach. Die Brennnessel schafft es, mit dir sogleich in einen ganz engen Kontakt zu kommen. Die Begegnung mit ihr ist so stark, dass du in diesem Moment nicht mehr in der Vergangenheit bleiben kannst, in die du vermutlich in der Trauer so oft reist. Durch ihre äußerliche Reizwirkung holt sie dich ins Jetzt zurück. Die Brennnessel lässt dich nicht mehr ausweichen, sie konfrontiert dich mit deinem Dasein. Das ist gut so, denn nur in der Gegenwart kannst du Dinge verändern, wirst du zugegen und Schöpfer deines Lebens sein. Du hast dann die Möglichkeit, dich auf dich selbst zurückzubesinnen, dich wieder auf das Leben einzulassen. Du kannst dich wieder spüren: Wer bist du denn noch außer deiner Trauer? Deine facettenreiche Individualität kann dir in der Trauer für einige Zeit verloren gehen. Aber du bist so viel mehr als nur ein trauerndes Wesen. Nur im gegenwärtigen Geschehen kannst du dahin zurückfinden, wo du dir mit all deinen Begabungen und Wesenszügen wieder begegnen wirst.

Es gehört auch ein kleines bisschen Mut dazu, wenn du sie erproben willst. Die Brennnessel ist nicht zimperlich. Sie brennt, sie sticht, sie bitzelt. Und das für eine längere Zeit.

Du wirst dich aber wieder mehr spüren und fühlen. Dadurch kann es dir gelingen, eine neue Position im Leben zu finden und unnütze Gedanken abzuschütteln, die zu nichts führen und dich nur in eine Abwärtsspirale bringen. Vielleicht gelingt es dir auch, Fragen abzustreifen wie beispielsweise: Was wäre gewesen, wenn?

So hat die äußere Berührung mit der Brennnessel einen ähnlichen Effekt wie die innere Begegnung mit ihr, denn auch da wirkt sie entgiftend und entschlackend. Diese Pflanze ist eine Reinemachefrau erster Güte. Sie macht ihre Arbeit sehr gründlich. Ob innerlich oder äußerlich angewendet, fühlst du dich bestimmt danach wieder ganz frisch und rein.

Praxis: Fußbad

Das benötigst du

- Kleine Wanne oder Fußbad mit lauwarmem Wasser
- 1 Päckchen Natron
- 5 frische Brennnesselstängel
- Evtl. Haushaltshandschuhe

So gelingt es

- Gib das Natron ins Wasser.
- Füge dann die Brennnesselblätter hinzu, die du von den Stängeln abzupfst. Falls dir das mit bloßen Händen schwerfällt, kannst du Handschuhe tragen.
- Tauche deine Füße ins Wasser ein und entspanne zehn bis 15 Minuten bei diesem Fußbad. Der anfangs schmerzliche Hautkontakt mit der Brennnessel verwandelt sich nach einiger Zeit in ein wohliges Prickeln, in eine angenehme Wärme.
- Tupfe deine Füße nach dem Bad nur leicht mit einem Handtuch ab.

Imagination

Wenn du deine Füße in das Brennnesselwasser tauchst, dann stelle dir vor, wie das Kribbeln auch in deiner Seele beginnt: Ängste, Kummer, Trauer, Sehnsucht – all das, was sich über längere Zeit darin festgesetzt hat, löst sich und beginnt zu fließen. Vielleicht füllen sich deine Augen mit Tränen und du kannst weinen? Das kann sehr befreiend sein. Auch wenn sich danach wieder Neues ansammeln wird, hast du doch das Ventil geöffnet, damit Überschüssiges einmal ablaufen und herausgeschwemmt werden kann.

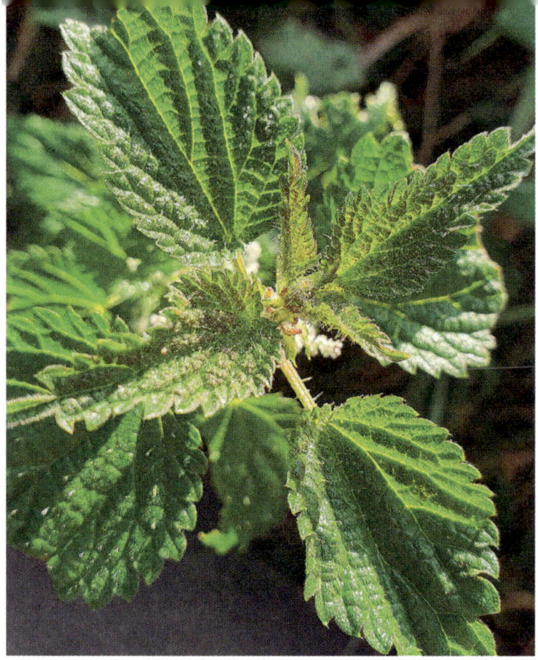

Steckbrief: Die Brennnessel (Urtica dioica und Urtica urens)

Die Brennnessel hält Wort bei dem, was sie in ihrem deutschen Namen verspricht: Sie brennt. Sie regt dadurch äußerlich den Stoffwechsel und die Durchblutung an und hilft bei Erschöpfungszuständen, wieder in die Gegenwart zu kommen. Früher haben sich die Menschen bei rheumatischen Beschwerden gegenseitig mit Brennnesseln auf den Rücken geschlagen, was als Urtikation bezeichnet wird. Dies ist lokal entzündungshemmend und wirkt sich gleichzeitig über die Haut auf das Nervensystem aus.

In früheren Zeiten nahmen die Menschen zur Immunstabilisierung sogar ein ganzes Brennnesselbad. Zugegeben kostet es ein wenig Überwindung, selbst nur die Füße in ein Brennnessel-Fußbad zu stecken. Aber es lohnt sich, denn danach ist man präsent und munter. Denn ein solches Fußbad wirkt erfrischend und belebend.

Ein Brennnessel-Tee schwemmt die Schlacken aus dem Körper. Deshalb wird er begleitend bei Frühjahrskuren getrunken.

Die weiblichen Samen können ab Juli bis Anfang November gesammelt werden. Sie hängen im Gegensatz zum männlichen Blütenstand, der horizontal vom Stängel absteht, üppig wie in dicken Trauben herab. Der Nährstoffgehalt der braunen Samen, die man eher gegen Ende des Sommers vorfindet, ist höher, manch einem schmecken aber die noch grünen Samen besser, die man im Sommer ernten kann. Da die frischen Samen noch leicht brennen können, ist es ratsam, sie kurz mit einem Wellholz zu walken. Man kann sie auch trocknen, um sie im Winter noch vorrätig zu haben. Brennnesselsamen können einen Energiekick auslösen. Sie sind reich an Vitamin C, A und E und vielen Proteinen, steigern die Leistungsfähigkeit und wirken anregend bei Müdigkeit und Erschöpfung.

Nebenwirkungen

In zu großer Menge eingenommen, kann die Brennnessel Magenbeschwerden und Übelkeit hervorrufen.

Bei Menschen mit empfindlicher Haut kann der Kontakt eine allergische Reaktion oder einen leichten Hautausschlag verursachen.

Kontraindikationen

Bei Ödemen, die aufgrund einer eingeschränkten Herz- und Nierentätigkeit ausgelöst wurden, sollte keine Brennnessel eingenommen werden.

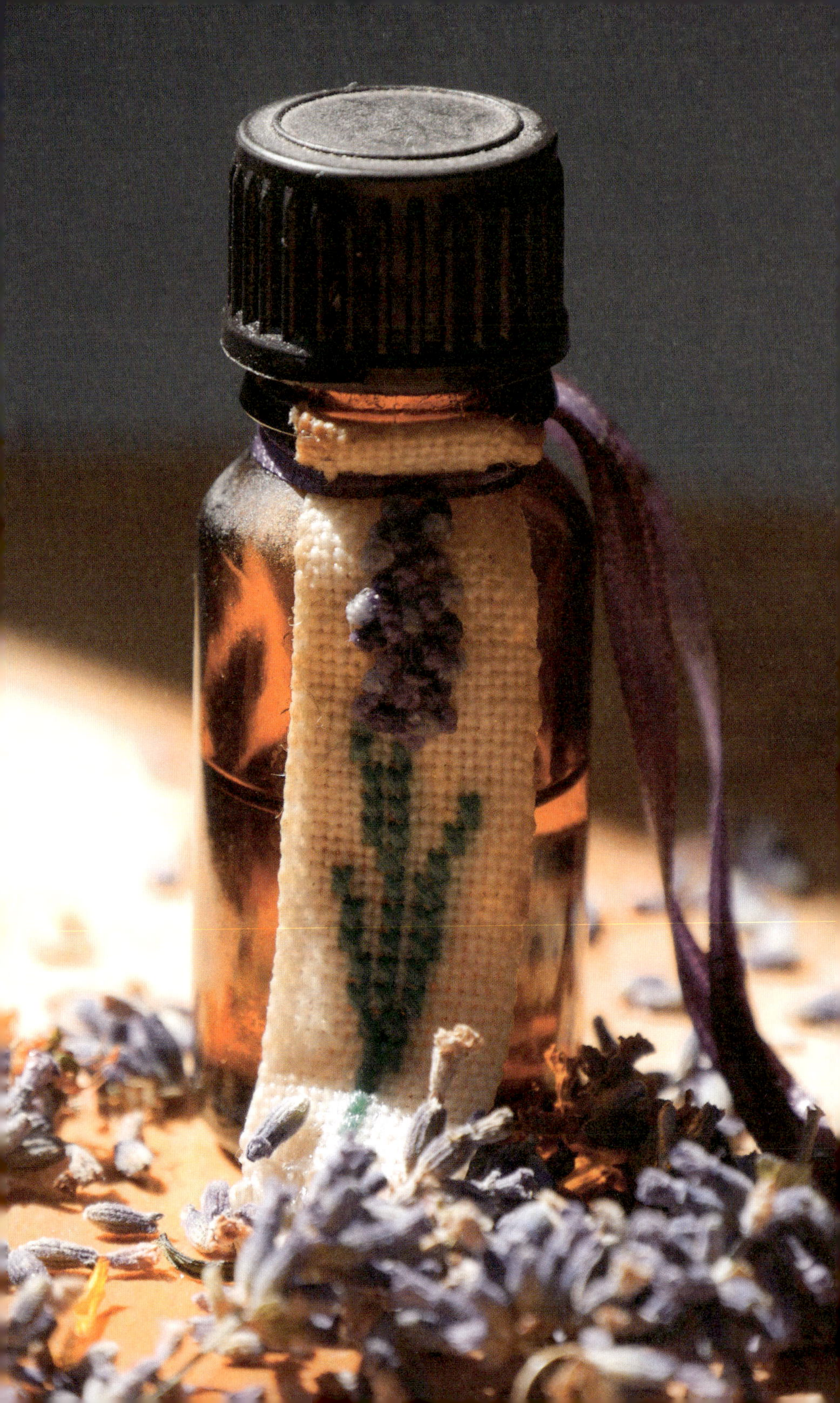

Lavendel: Nasenflügelbeben

Kommen die himmlischen Düfte von oben oder ist das ein Privileg auf der Erde?

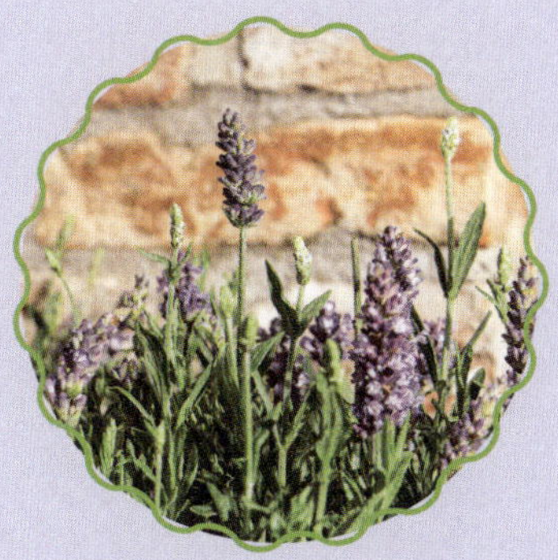

Jetzt geht es um Dankbarkeit

Eines ist sicher: Motten mögen ihn nicht, den frischen Duft von Lavendel. Wir hingegen mischen ihn oft sogar unserem Waschmittel bei.

Unser aller Dufterleben ist sehr individuell. Was für den einen wohlriechend sein mag, darüber rümpft ein anderer die Nase. Einen noch größeren Unterschied gibt es zwischen Mensch und Tier. Hunde haben beispielsweise häufig sehr außergewöhnliche Präferenzen: Mit Wonne wälzen sie sich in Fischsud, frischer Gülle oder ... nein, ich mag gar nicht daran denken! Aber eines bleibt immer gleich: Wenn du etwas gern riechst, geht das auch mit einem Wohlempfinden einher, du möchtest dann vermutlich verweilen und genießen. Wenn dir etwas stinkt, dann willst du nichts wie weg.

Wenn wir einen Raum betreten, in dem es gut riecht, vermag das in uns meist ein dankbares Gefühl auszulösen. Dankbarkeit ist einer der Schlüssel zu innerem Wohlbefinden. Es ist bereits erforscht, dass dankbare Menschen meist stressfreier und ausgeglichener sind. Dankbarkeit ist eine gute Voraussetzung, um mit Problemen, den Aufgaben unseres Lebens und unserer Trauer umgehen zu können. Auch bei einer kreativen Arbeit oder in der Interaktion mit anderen Menschen kann eine dankbare Einstellung hilfreich und unterstützend wirken.

Natürlich sind es nicht nur die guten Düfte, die transformierend sind. Es gibt viele hilfreiche Techniken, die positive Gefühle in uns hervorrufen können. Ein Duft gehört allerdings auch dazu.

In der kälteren Jahreszeit halten wir uns sehr häufig in geschlossenen Räumen auf. Wenn wir das Zimmer, in dem wir uns befinden, mit einem uns angenehmen Duft versehen, kann das dezent und unmerklich zu unserem Wohlbefinden beitragen. Zudem kann ein gutes Aroma, das unsere Vorstellungskraft anregt und uns in schönere Gedankenwelten entführt, einen Ausgleich zu einer vielleicht gerade herausfordernden Situation schaffen.

Allerdings ist anzuraten, Maß zu halten. Auch in einem Zimmer, in dem du dich allein aufhältst, solltest du nicht zu viel des Guten versprühen. Es geht hier um Akzente. Zu viel von einem Duft könnte mit der Zeit abstoßend auf dich wirken, auch wenn du diesen Duft normalerweise sehr liebst.

Du benötigst wenig, um eine Wirkung zu erzielen. Wenn du sehr dezent einen oder zwei Sprühstöße im Raum verteilst, wird das niemanden stören und gleichzeitig wirst du den gewünschten Wohlfühleffekt erzielen.

Falls du dir mit vielen Menschen einen Raum teilst, solltest du auch im Hinterkopf behalten, dass nicht alle dieselben Geruchsvorlieben haben. Auch hier gilt die Devise: Weniger ist mehr. Ein zu starker Duft oder ein penetrantes Parfüm könnte in dir dasselbe Unbehagen auslösen wie ein Mief oder gar Gestank, denn deine Nase reagiert in der Regel sehr sensibel auf alle duftenden Eindrücke in unserer Umgebung.

Es könnte auch zu Missverständnissen kommen, wenn du in einem Raum voller Menschen plötzlich dein Duftspray aus der Hand- oder Hosentasche ziehst, um es im Zimmer zu versprühen.

Es wäre sicher hilfreich, vorher über die Wirkungsweise der Düfte zu sprechen und einzubringen, dass diese wohltuend auf das Gemüt wirken und auch anregend sein können und du deshalb ein Raumspray vorbereitet hast. Natürlich sollte es dennoch jedem freistehen, zu intervenieren, wenn er diesen Duft nicht riechen mag.

Das im Folgenden beschriebene Lavendel-Raumspray kann ohne künstliche Duftstoffe, die oft anhaften und in Kleidung und Haaren hängen bleiben, eine ausgewogene und angstfreie Atmosphäre schaffen und ein dankbares Gefühl erzeugen. Bei einem künstlichen Duftspektakel hingegen könnte auch noch dicke Luft hinzukommen. Zum Glück sind natürliche Aromen flüchtig und können, wenn man sie nicht mag, allein mit dem Öffnen eines Fensters schnell an die frische Luft gesetzt werden.

Praxis: Duftspray

Das benötigst du

- 150 ml Wasser
- Topf und Herdplatte
- Trichter
- Sprühflasche (200 ml)
- 30 ml Wodka
- 1 gestrichenen TL Natron
- 8 Tropfen reines ätherisches Lavendelöl

So gelingt es

- Koche das Wasser kurz auf und lass es anschließend auf Handtemperatur abkühlen.
- Fülle dann mithilfe des Trichters das gesamte Wasser in die Sprühflasche.
- Jetzt gibst du den Wodka, das Natron und zum Schluss das ätherische Öl hinzu.
- Verschließe nun die Flasche und schüttle sie so lange, bis sich das Natron vollständig aufgelöst hat.

Anwendung

- Es ist wichtig, vor jedem Gebrauch die Flasche noch einmal gut zu schütteln. Danach kannst du zwei bis drei Sprühstöße geben, um den Duft im Raum zu verteilen.
- Das Duftspray ist etwa vier Monate haltbar. Wenn es kippt, wirst du das sofort riechen.
- Tipp: Du kannst für ein solches Spray jedes beliebige ätherische Öl verwenden. Wenn du keinen Lavendelduft magst, kannst du auch Rose, Melisse, Vanille oder einen anderen Duft wählen.

Imagination

Setze dich einen Moment hin, nachdem du dein Duftspray in einem Raum verteilt hast. Schließe deine Augen und konzentriere dich allein auf diesen dir angenehmen Geruch. Nimm einen tiefen Atemzug. Was assoziierst du mit diesem Aroma? Fühlst du etwas? Kannst du dankbar sein, allein dafür, dass du in der Lage bist, dir diesen Duft selbst zu kreieren? Wenn du magst, bedanke dich für das göttliche Geschenk eines himmlischen Wohlgeruches, das dir hier auf der Erde mithilfe der Pflanzen zur Verfügung steht.

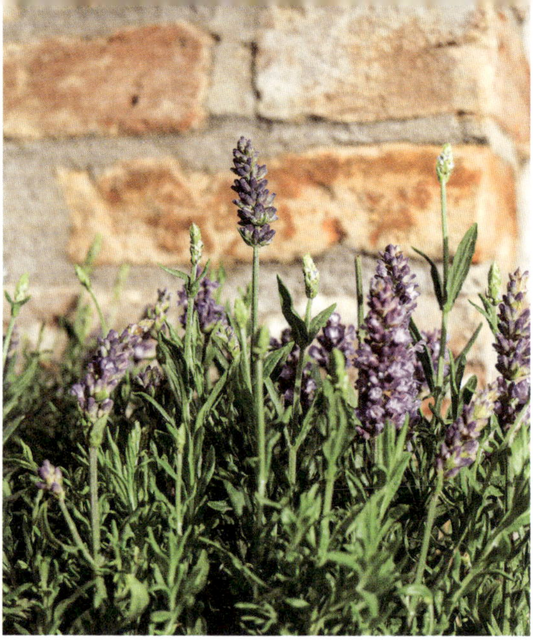

Steckbrief: Der Lavendel (Lavandula officinalis und Lavandula angustifolia)

Das ätherische Lavendelöl wird aus den Blüten der Lavandula angustifolia hergestellt. Der darin vorkommende pflanzliche Wirkstoff Silexan, der aus der Wasserdampfdestillation dieser Pflanze gewonnen wird, vermindert die Freisetzung erregender Botenstoffe und vermag dem Gehirn eine Art Entspannung zu verschaffen, die es dankbar annimmt und uns Menschen mit Linderung folgender Symptome beschenkt: Kopfschmerzen, Nervosität, Schlaflosigkeit, Verspannungen, Stress und Angstzustände. Deshalb hat der Lavendel auch den volkstümlichen Namen »Nervenkräutel« bekommen. Er wirkt beruhigend, reinigend, entkrampfend und heilend auf unser Nervensystem und wird gerne in der Aromatherapie, beim Räuchern, sowie in anderen medizinisch anerkannten Präparaten verwendet.

Die ätherischen Öle dieser Pflanze erinnern an Südfrankreich, dort gibt es riesige Lavendelfelder. Überall duftet es danach.

Die lilablaue Farbe des Lavendels spiegelt den Himmel wider und von dort scheint er auch zu kommen, denn einen so heiligen Duft vermag man doch einzig dem Göttlichen zuzuordnen. Das bestätigt eine Legende, die besagt, dass der Lavendel sein himmlisches Aroma bekam, als Maria die Kleider des Jesuskindes an diesem Busch zum Trocknen ausgelegt hatte.

Der Lavendel gehört wie der Salbei und der Thymian ebenfalls zu den Lippenblütlern. Alle zusammen haben kräftige ätherische Öle, die für die starken Düfte verantwortlich sind. Dennoch sind sie sehr gut voneinander zu unterscheiden. Wer den Duft des Lavendel einmal kennengelernt hat, wird ihn nie wieder mit anderen Aromen verwechseln.

Da die Seele des Lavendel seine ätherischen Öle sind und davon auch die Hauptwirksamkeit dieser Pflanze ausgeht, kann man sich anstelle des Duftsprays auch ein Lavendelkissen nähen. Es wirkt bereits bei Kleinkindern beruhigend und fördert den guten Schlaf. Aber auch hier sollte das Kissen nicht direkt am Kopf eines Babys liegen, da diese bis ungefähr zum sechsten Lebensmonat sehr empfindlich auf Gerüche reagieren können. In einiger Entfernung oder an den Füßen sind Lavendel, Kamille oder Rose unbedenklich.

Eine besondere Eigenschaft des hundertprozentigen Lavendelöles ist, dass man es auf Verbrennungen ersten und zweiten Grades auftragen kann. Wo normalerweise Öle kontraindiziert sind, hat dieses Öl die Fähigkeit, den Schmerz zu lindern.

Nebenwirkungen

Bei Überdosierung kann es vorübergehend zu Kopfschmerzen kommen.

Kontraindikationen

Es sind keine bekannt.

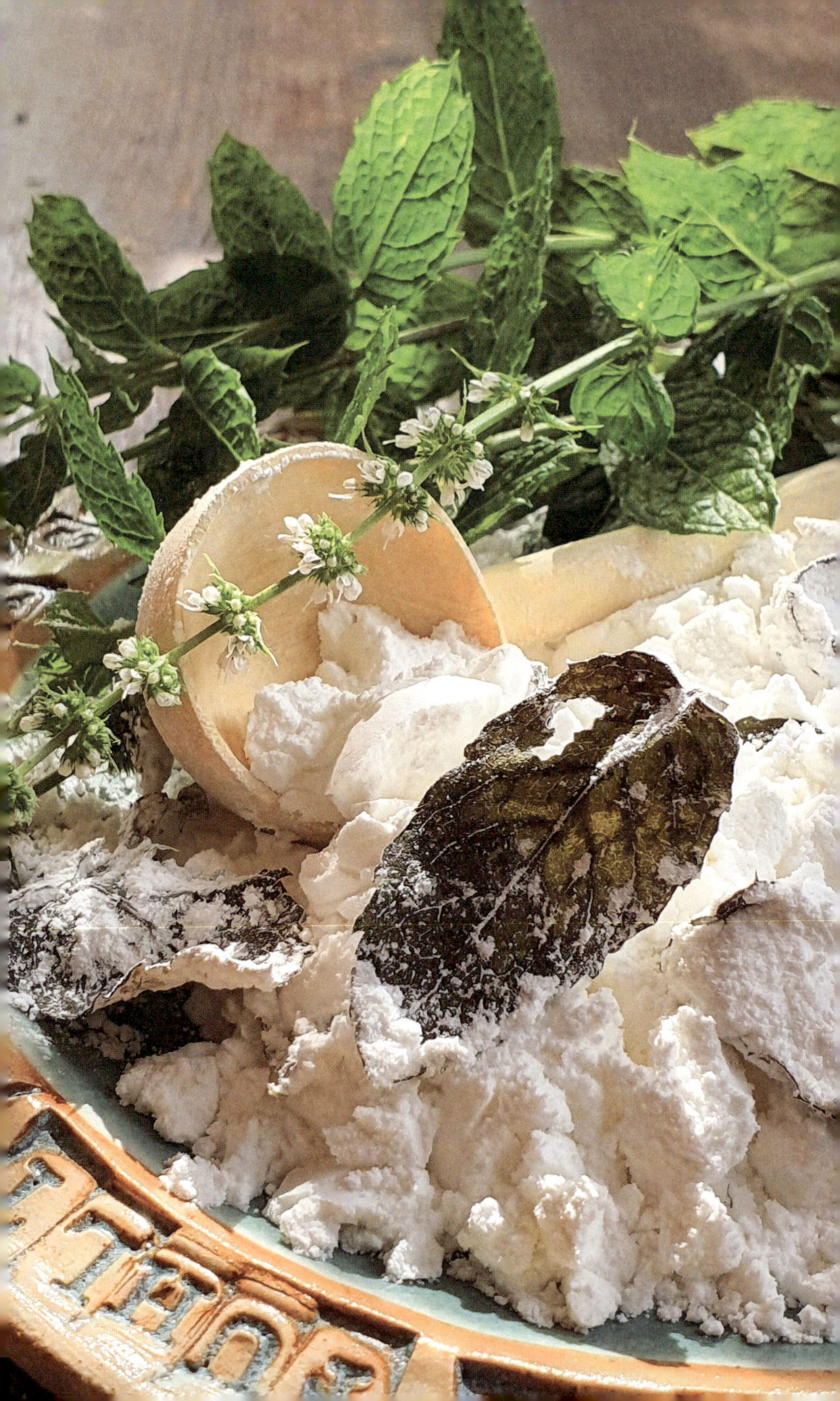

Gut zu Fuß mit der Pfefferminze

Tadellos gepudert durch den Tag

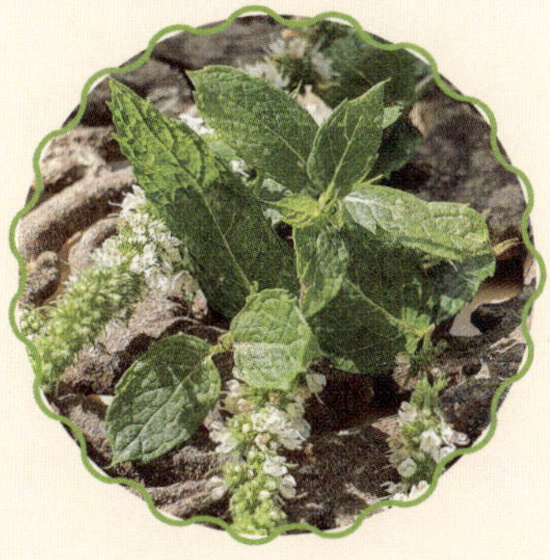

Pflanzliche Hilfe fürs Alltägliche

In der Trauer siehst du anfangs vielleicht keinen Weg, den du verfolgen könntest. Der Alltag erscheint dir öde und grau. Es gibt kein Ziel mehr, für das sich das Weitergehen lohnen würde. Deshalb kann es helfen, vorerst nicht nach einem neuen Weg zu suchen. Es geht erst einmal nur um den ersten zumutbaren und gangbaren Schritt. Wenn du auf diese Weise einen Fuß vor den anderen setzt, wirst du eines Tages zurückblicken und sehen, wie viele Schritte du schon weiter gegangen bist und welch weite Wegstrecke du bereits zurückgelegt hast. Das lässt dich bestimmt mutiger werden und wer weiß, vielleicht kannst du eines Tages ganz plötzlich einen neuen Weg erkennen, der sich vor deinem inneren Auge erstreckt.

Einer Legende nach ist die Pfefferminze eine verwandelte Nymphe. Sie trug den Namen Minthe. Nachdem Hades sich in sie verliebt hatte, verwandelte seine Gattin diese in ihrem unbändigen Zorn in ein einfaches Pfefferminzkraut, welches sie erbarmungslos mit den Füßen trat. Doch die Nymphe duftete umso mehr, je heftiger sie getreten wurde. Mit ihrem Duft wollte sie beschwichtigen und den Zorn der Gattin lindern.

Deshalb vermag die Pfefferminze auch heute noch mit ihrem frischen, vitalisierenden Geruch krampflindernd und beruhigend zu wirken und dort hilfreich und unterstützend zu dienen, wo es uns schwerfällt, im Alltag wieder Fuß zu fassen. Sie hält ganz kleine Botschaften für uns bereit, wie diese: nicht aufzugeben, auch wenn wir das Gefühl haben, vom Schicksal oder von Gott getreten zu werden. Diese Pflanze hat sozusagen durch ihre eigene Geschichte erfahren, dass es gerade dort wichtig ist, liebevoll zu wirken, wo man immer wieder verletzt und verwundet wird. Vielleicht gilt es, diese Botschaft auch auf uns zu übertragen.

Unseren Körper versorgen wir ständig mit Salben, Cremes und sonstigen Zuwendungen. Dabei vernachlässigen wir oft unsere Füße, obwohl sie ganz schön viel Arbeit leisten. Vergiss also nicht, dass sie es sind, die dich in der Regel durch ein ganzes Leben tragen.

Das Powerpuder für die Füße ist schnell hergestellt und du kannst sofort spüren, wie wohltuend es sich auswirkt. Die Pfefferminze bringt frischen Wind mit, weil sie wachrüttelt und durchblutungsfördernd wirkt und genau da ansetzt, wo das Vorwärtsgehen erleichtert werden kann.

Praxis: Powerpuder

Das benötigst du

- 30 g Natron
- 50 g Maisstärke
- 16 Tropfen ätherisches Pfefferminz-Öl
- Schraubglas (80 ml)

So gelingt es

- Alle Zutaten in das Glas füllen, verschließen und schütteln.
- Das Fußpuder ist etwa sechs Monate haltbar.

Imagination

Du kannst jeden Morgen nach dem Duschen oder auch einfach zwischendurch eine Prise Puder auf deine Füße stäuben und verreiben. Verändert sich etwas, wenn du gehst? Kannst du die Frische der Pfefferminze spüren und dir vorstellen, bei jedem Schritt eineinhalb Zentimeter über dem Boden zu schweben?

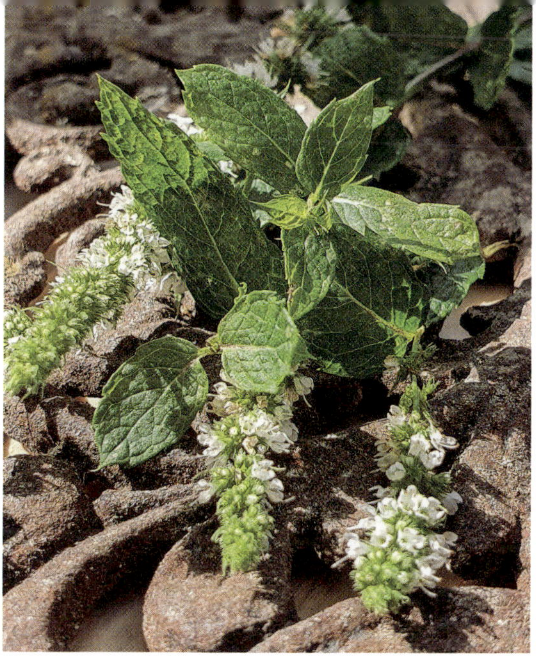

Steckbrief: Die Pfefferminze (Mentha piperita)

Die Pfefferminze erfrischt, ist entkrampfend und löst Spannungen auf. Das reine ätherische Pfefferminzöl wirkt anfangs kühlend und kann nach einiger Zeit ein Wärmegefühl hervorrufen.

Diese Pflanze erleichtert das Atmen, kann Kopfschmerzen lindern und rechtzeitig angewandt sogar Migräneanfälle verhindern, alles häufig in der Trauer auftretende Begleiterscheinungen. Bereits im Altertum legte man bei Kopfschmerzen Minzblätter auf die Schläfen. Heute ist die Wirkung dieser Pflanze wissenschaftlich belegt und Einreibungen mit Pfefferminzöl werden noch immer praktiziert. Die Pfefferminze wirkt auch bei alltäglichen Beschwerden, die häufig in der Trauer zu Tage treten, wie beispielsweise nervös bedingte Darmbeschwerden, Herzschwäche, Magenschmerzen, Nervenschmerzen, Blähungen und vor allem bei Übelkeit.

In geringeren Dosen ist sie ein beliebter Alltagstee, weil sie so erfrischend schmeckt und einen guten Atem verleiht. In arabischen Ländern wurde die Pfefferminze sogar als Nationalgetränk eingeführt.

Die Pfefferminze wird durch ihren eigenen Geruch so sehr beflügelt, dass sie durch ein ganzes Beet laufen kann. Ihre unterirdischen Ausläufer sind schwer zu entfernen. Deshalb sollte man es sich reichlich überlegen, ob man die Pfefferminze in ein Beet einpflanzen möchte oder ihr lieber in einem großen Topf Einhalt gebietet.

Nebenwirkungen

Zu viel Pfefferminztee kann zu einer Reizung des Magens führen.

Pfefferminzöl sollte nicht in die Augen gelangen, weil es ein starkes Brennen verursachen kann.

Kontraindikationen

Bei Gallenleiden und Leberschäden sind Anwendungen der Pfefferminze kontraindiziert. Das Pfefferminzöl kann (wie alle Minzarten) Fehlgeburten auslösen und soll nicht in der Schwangerschaft angewendet werden.

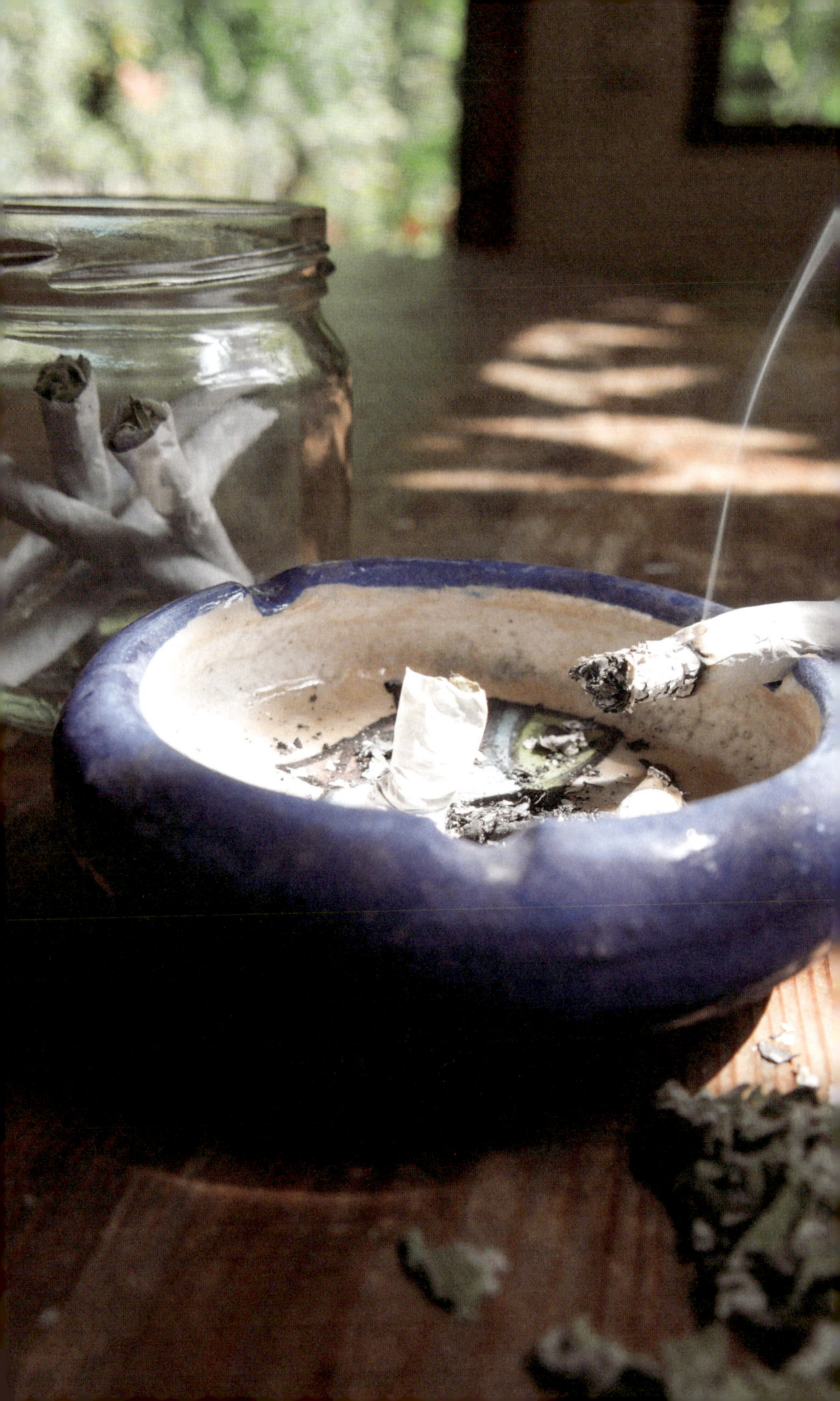

Huflattich, der Kettenraucher

Die Dosis macht das Gift

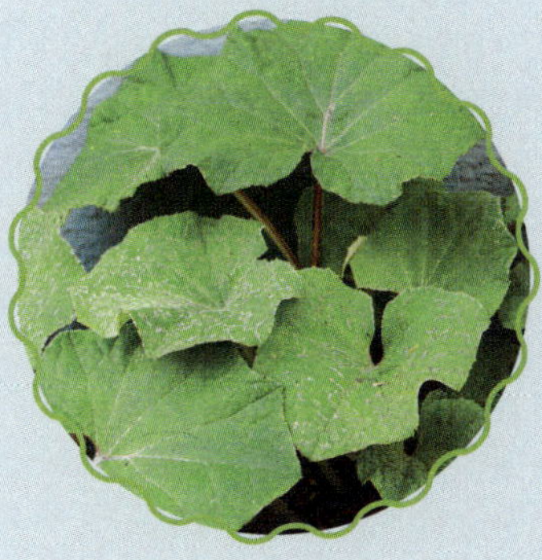

Verbindung mit den Ahnen

Wahrscheinlich wirst du dich jetzt fragen, was eine Zigarette mit Heilmittelanwendungen zu tun hat. Und du hast ja eigentlich Recht. Zigaretten sind ungesund. Das klingt also erstmal etwas paradox.

Aber schon Paracelsus, einer der berühmtesten Ärzte des 16. Jahrhunderts, sagte: »Alle Dinge sind Gift, und nichts ist ohne Gift, allein die Dosis macht, dass ein Ding kein Gift ist.« Damit meinte er, dass manche Dinge in einer hohen, konzentrierten oder dauerhaften Dosis auf den Körper giftig wirken können, wohingegen in niedrigen Konzentrationen manche Anwendungen heilsam sind.

Dennoch bleibt die Verwendung einer Huflattich-Asthma-Zigarette sehr umstritten. Vielleicht ist es ein Angebot für diejenigen, die in der Trauer Gefahr laufen, wieder dem Zigarettenkonsum zu verfallen, eine mildere Variante zu wählen.

Die anregenden und tonisierenden Inhaltsstoffe, die sich beim Rauchen einer Huflattich-Zigarette entwickeln, könnten dabei unterstützen, dich für neue Erfahrungen zu öffnen. Diese Zigarette kann nämlich den Druck auf deiner Brust mindern und deine Ängste lösen.

Eine weitere Möglichkeit ist, die Huflattich-Zigarette für Rituale zu nutzen. Bei dem keltischen Toten- und Ahnenfest Samhein, an dem unsere Vorfahren annahmen, dass sich der Schleier zur Anderswelt lüften würde, kann sie während der Zeremonie herzöffnend wirken und dich für Empfindungen mit der geistigen Welt vorbereiten. Die Ahnen pflegten einen naturverbundenen und lebendigen Umgang mit ihren Toten. Die Verbindung zu ihnen war für sie selbstverständlich, sie lebten im Einklang mit dem Kreislauf der Natur, der Geburt und dem Tod. Samhein wird in der Nacht des 31. Oktober zum 1. November begangen. Der Überlieferung nach steht zu diesem Zeitpunkt das Tor zur Anderswelt besonders weit offen und es kann eine Brücke zwischen den Lebenden und den Toten entstehen. Auch heute feiern und zelebrieren einige Menschen noch gelegentlich dieses Fest, um die Ahnen zu ehren und ihren Zuspruch und Segen zu erbitten.

Vier- bis sechsmal im Jahr kann der Huflattich von Menschen ohne körperliche Vorbelastungen unbedenklich geraucht werden.

Praxis: Kräuterzigarette

Das benötigst du

- Huflattichblätter
- Zigarettenpapiere zum Selbstdrehen
- Filter
- Streichhölzer

So gelingt es

- Die Blätter der Pflanze müssen schonend in einem trockenen, warmen und schattigen Raum getrocknet werden. Das ist wegen der Schleimstoffe nicht ganz einfach, da sie zum Schimmeln neigen.
- Wenn die Blätter völlig trocken sind, kann man sie in der Hand zerbröseln und mit einem Filter zu einer handgedrehten Zigarette drehen. Obwohl die Pflanze keine bewusstseinserweiternden Substanzen enthält, riecht sie beim Rauchen ähnlich wie ein Joint. Deshalb ist es ratsam, sie nicht in öffentlichen Gebäuden anzuwenden.

Das Rauchen einer Huflattich-Zigarette ruft auch bei Nichtrauchern keinen Hustenreiz hervor, wie das bei einer üblichen Zigarette der Fall ist.

Imagination

Vielleicht möchtest du bei einem Ritual eine Zigarette rauchen? Nimm einen Zug und lass ihn durch deine Lungen ziehen. Spüre, wie du innerlich weit wirst und dich öffnest. Stelle dir vor, wie der Rauch alles Festsitzende lockert und löst. Lasse dann mit dem Ausatmen alles Alte ziehen und öffne dich für Neues.

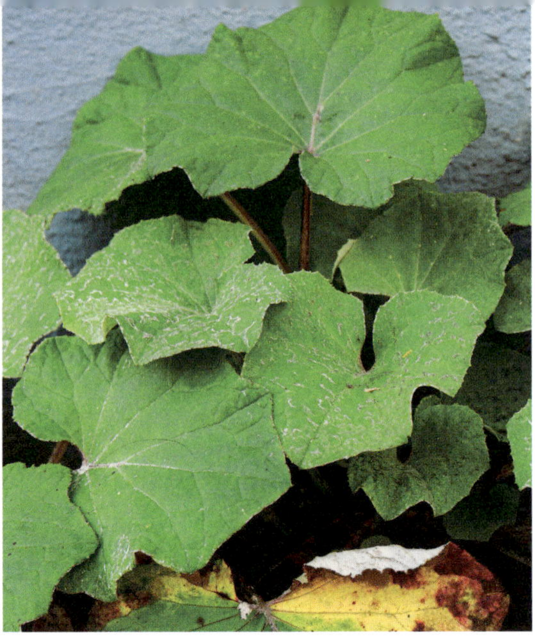

Steckbrief: Der Huflattich (Tussilago farfara)

Der lateinische Name setzt sich folgendermaßen zusammen. »Tussi« heißt übersetzt »Husten« und »lago« »ich vertreibe«. Frei übersetzt bedeutet dieser Name also: »Ich vertreibe den Husten«. Er beschreibt die Eigenschaft, für die diese Pflanze hauptsächlich verwendet wird.

Bereits Plinus, ein römischer Gelehrter im 1. Jahrhundert, empfahl bei schwerer Atmung, Husten und einer Last auf den Bronchien das Rauchen von Huflattichblättern.

Natürlich werden sich beim Verbrennen des Zigarettenpapiers einige Giftstoffe entwickeln. Der Rauch des Huflattich hingegen wirkt reizlindernd und heilsam auf die Bronchien und macht die Atmung freier. Das differenziertere Wissen um die Heilwirkungen beim Rauchen hat sich allerdings erst viel später weiterentwickelt, als man die reizmildernde Wirkung auf die Bronchialwege analysierte und der Huflattich als Asthmazigarette immer mehr Zuspruch bekam.

Es sind die frühesten gelben Blüten, die uns an den ersten warmen Tagen im Februar weit geöffnet entgegenstrahlen und unsere Herzen erwärmen und die sich nach den kalten und unwirtlichen

Tagen des Winters so sehr nach Licht, Wärme und Liebe sehnen. Die Huflattichblüten sehen aus wie kleine Sonnen, direkt vom Himmel geschickt. Schon ihr süßer Duft vermag die Liebe in dir zu erwecken.

Seine Blätter haben eine weiße, samtene Unterseite, die sich auch bei allen, die in der Natur unterwegs sind, als »des Wanderers Klopapier« bewährt haben.

Die grüne Oberseite des Blattes kann man übrigens nach langen Wanderungen kühlend auf die für Sonnenbrand gefährdeten Körperstellen (Schulter, Nacken) legen.

Der Huflattich enthält viele Schleimstoffe, die man in einem Kaltauszug (die zweite Art der Teezubereitung) gewinnen kann. Hierfür lässt man die Blätter in kaltem Wasser zwei Stunden lang ausziehen, gießt sie danach ab und trinkt den Sud bei Reizhusten schluckweise über den Tag verteilt.

Der Huflattich wird häufig mit dem Löwenzahn verwechselt, weil sich ihre Blüten ähneln. Bei genauerer Betrachtung kann man aber sehen, dass der Huflattich einen geschuppten Stängel hat, der Löwenzahn hingegen einen glatten. Zudem blüht der Huflattich, wenn er noch gar keine Blätter hat. Deshalb wird er auch »filius ante patrem« (der Sohn vor dem Vater) genannt.

Nebenwirkungen

Bei Allergien gegen Korbblütler ist Vorsicht geboten.

Kontraindikationen

Der Huflattich enthält Pyrrolizidinalkaloide, Giftstoffe, die bei längerem Gebrauch die Leber schädigen können. Deshalb sollten die Blätter (nicht die Blüten) nur maximal zwei Wochen am Stück und höchstens zweimal im Jahr eingenommen werden. Die Blüten enthalten viel mehr des Wirkstoffs, daher eignen sie sich nur ganz bedingt für die Herstellung von Hausmitteln. In der Schwangerschaft und Stillzeit soll der Huflattich gar nicht eingenommen werden.

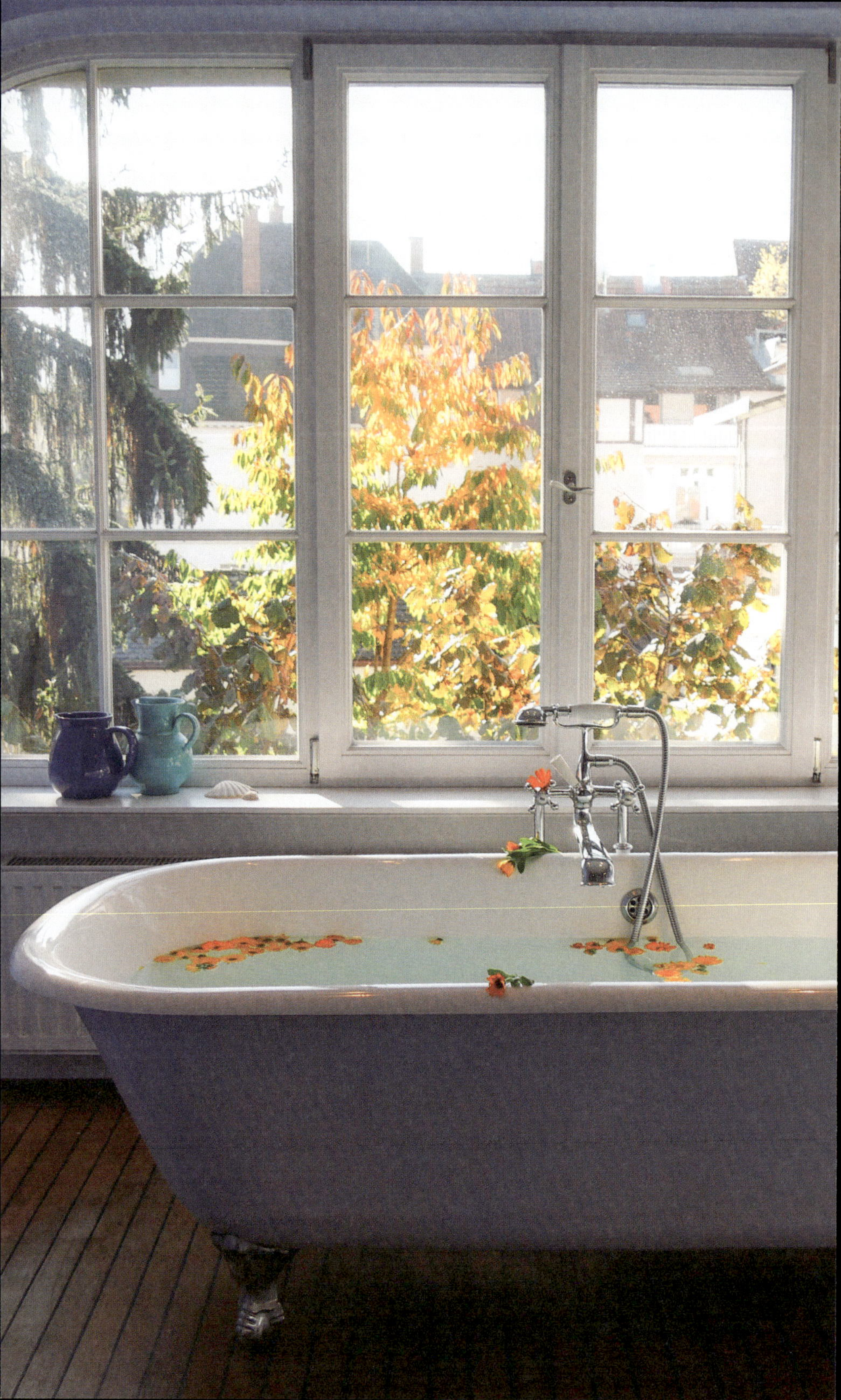

Untertauchen mit der Ringelblume

Eine liebevolle Umarmung

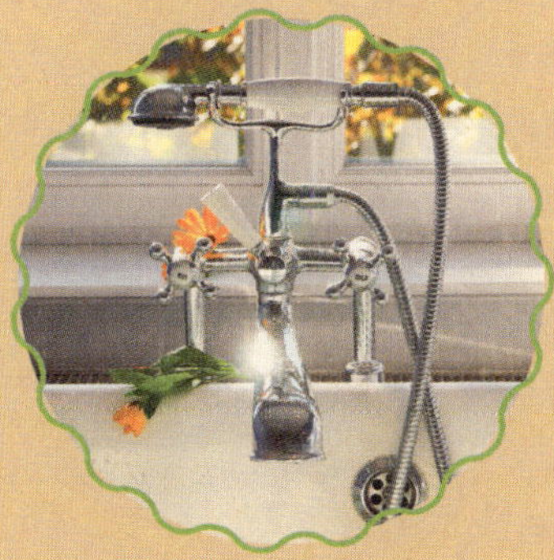

Zeit für Heilung

Heilung geschieht leider in den meisten Fällen nicht von selbst. Es ist angezeigt, auch aktiv etwas dafür zu tun. In der Trauer sind wir aber oft wie gelähmt. Es fehlt uns der Schwung, um etwas Neues anzukurbeln. Das ist natürlich mehr als verständlich. Deshalb ist es günstig, etwas zu finden, das im Vorfeld nur wenig Energie von uns abverlangt und uns danach umso mehr Reserven zur Verfügung stellen kann.

Zuerst sollte der Körper an die Reihe kommen. Denn erst, wenn wir körperlich gesunden, sprich: wieder ein bisschen mehr zu Kräften kommen, können wir uns auch wieder unserer Psyche zuwenden.

Wenn sich dein Körper energielos und schwach anfühlt und die Laune auf dem Nullpunkt ist, kann ein warmes Molkebad wahre Wunder bewirken.

Ein warmes Bad war schon immer sehr beliebt. Es ist wie dafür geschaffen, körperliches Wohlbefinden und ein besonderes Verwöhnerlebnis auszulösen. Wenn du wieder heiler werden möchtest, solltest du auch deinem körperlichen Befinden einen hohen Stellenwert beimessen.

Schon Cleopatra profitierte von den heilenden Eigenschaften eines Molkebades, das die sensible Hülle des Menschen mit Feuchtigkeit versorgt, die Haut strafft und voll frischer Energie erstrahlen lässt. Neben der Eselsmilch, die die damalige ägyptische Herrscherin gern verwendete, kann man Molke auch aus Ziegen- oder Kuhmilch gewinnen.

Molkebäder als Heilmittel haben eine lange Tradition und wurden schon von Hippokrates bei unterschiedlichen Beschwerden verschrieben.

Molke weist eine grünlich-gelbliche Färbung auf und wird häufig fälschlicherweise als Abfallprodukt bei der Herstellung von Käse oder Quark bezeichnet.

Molke ist sehr fettarm. Die darin enthaltenen Spurenelemente wie Vitamine, Proteine, Mineralstoffe, Milchsäure und Milcheiweiß unterstützen die Erneuerung der Haut und stärken ihre Schutzbarriere. So können der Säureschutzmantel der Haut ausgeglichen und ihre Abwehrkräfte mobilisiert werden. Als Badezusatz kann Molke eine enorme Wirkung auf unser körperliches Empfinden und im Anschluss daran auch auf unser Gemüt und Wohlbefinden haben. Denn die Haut ist unser größtes Organ und umschließt unseren ganzen Körper.

Wenn du dann noch die Ringelblume in das Bad hinzugibst, können sich ihre heilenden Inhaltsstoffe zusätzlich schützend um den Körper legen und so die umhüllende und schützende Wirkung des Bades abrunden. Während das Wasser die Poren öffnet, wird ein Teil mit der Haut aufgenommen, der Rest verdunstet in Wärme und Dampf und wird beim Baden inhaliert.

Praxis: Heilbad

Das benötigst du

- 1 l Milch
- Topf und Herdplatte
- Wanne mit warmem Badewasser gefüllt
- 30 ml Zitronensaft
- Schöpfkelle
- Etwa 20 frische Ringelblumenblüten mit Kelch
- Handtuch

So gelingt es

- Für ein Vollbad wird zuerst die Milch aufgekocht. Dann schaltest du die Herdplatte aus und lässt den Topf mit der aufgekochten Milch noch darauf stehen.
- Lass währenddessen das Badewasser in die Wanne einlaufen (etwa 40 Grad Celsius).
- Jetzt gibst du den Zitronensaft in den Topf dazu. Dann nämlich spaltet sich die Milch in Molke und Quark auf.
- Schöpfe den Quark ab, der sich auf der Oberfläche bildet, dann erhältst du die Molke.
- Gib die frisch gewonnene Molke in dein bereits eingelassenes warmes Badwasser und füge als letztes die Ringelblumenblüten hinzu. Es dürfen keine Seifenreste oder Shampoo in das Badewasser gelangen, weil das die Wirkung der Molke neutralisieren würde.
- Steige in das Bad und genieße etwa 20 Minuten.
- Den Schutzfilm, der sich auf die Haut gelegt hat, rubbelst du danach nicht mit dem Handtuch ab: Tupfe dich nur leicht trocken, damit der kostbare Film aus Molke und Ringelblumenblütenessenz vollständig in die Haut eindringen kann.

Imagination

Stelle dir bereits bei der Vorbereitung das Vergnügen vor, gleich in ein warmes Bad steigen zu dürfen, das dich schützend und versorgend umgibt. Gönne dir dann 20 Minuten Zeit, die nur dir gehört – ohne Handy, Buch oder andere Ablenkung. Nimm die Wärme und den einzigartigen Geruch ganz in dich auf und spüre, wie du von innen und von außen immer heiler zu werden beginnst. Stelle dir nach dem Bad einen unsichtbaren Schutzmantel vor, der dich jetzt in deinem Alltag umgibt.

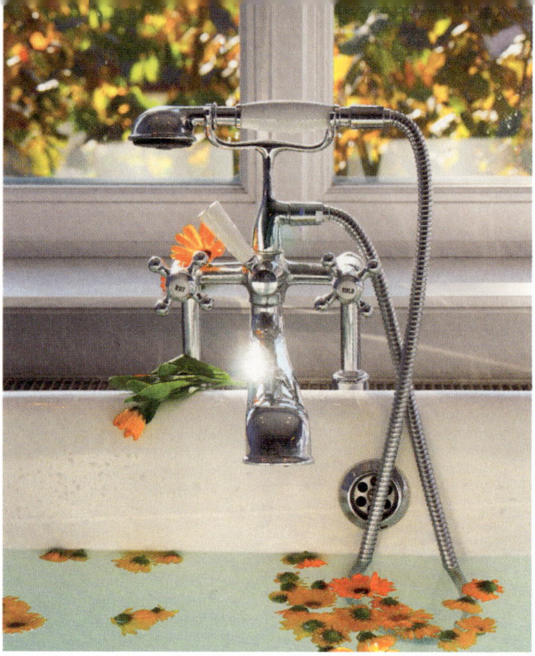

Steckbrief: Die Ringelblume (Calendula officinalis)

Der Name Ringelblume wurde ihr vermacht, weil ihre Samen geringelt sind. Die Ringelblume ist bei schönem Wetter eine Frühaufsteherin. Ihre Blüten sind dann bereits um sieben Uhr morgens geöffnet. Es sei denn, es regnet, dann bleiben sie geschlossen. Die essbaren Blüten der Ringelblume dienten den Persern und Griechen als Safranersatz.

Die Ringelblume kann bei der Behandlung von Neurodermitis und anderen entzündlichen Hautkrankheiten eingesetzt werden, denn sie wirkt entzündungshemmend und antibakteriell. Sie fördert das Wachstum neuer Haut und regeneriert die Körperhülle, deren Unversehrtheit wesentlich ist, um uns gegen äußere Faktoren in gesundem Maße zu schützen. Die Pflanze ist eine meisterliche Heilerin bei hartnäckigen Wunden, was sich auch auf die psychischen Verletzungen übertragen lässt: Innerlich angewandt hat die Ringelblume Einfluss auf das Nervensystem. Sie hilft bei Einschlafschwierigkeiten und Schwindel und kann bedingt auch bei Panikattacken eingesetzt werden.

Die Ringelblume ist eine Lichtpflanze und wirkt schon mit ihrem satten, reifen Gelborange erhellend auf unseren Organismus. Allein der Anblick ihrer orangefarbenen und sattgelben Blütenköpfchen vermag unsere Herzen zu erfreuen. Eine ganze Ringelblumenwiese lässt uns innehalten, und unser Blick wird eine Weile an ihren Blüten hängenbleiben, um ihre Schönheit zu genießen.

Es ist wichtig, die Blüten immer mit dem Körbchen zu sammeln, denn die wundheilungsfördernden Allantoine, die für geschlossene Wunden und Hauterkrankungen verwendet werden können, sind vor allem in diesem Pflanzenteil zu finden. Die ätherischen Öle sind hauptsächlich im Kelch und den Röhrenblüten vorhanden, nicht in den gelben Zungenblüten. Deshalb lohnt es sich immer, die Blüte mit Kelch selbst zu sammeln, denn in der Apotheke bekommt man meist nur die Zungenblütenblätter.

Je öfters man sie erntet, desto mehr wird sie Blüten treiben. Ihr aufrechter Wuchs und das verstärkte Austreiben ihrer Blüten weisen auf ihre starke Regenerationskraft, Stabilität und Standhaftigkeit hin. Traditionell schmückte die Ringelblume auch die Gräber auf den Friedhöfen und versinnbildlichte durch ihren ausdauernden Wuchs die Widerstandskraft gegen den Tod. In Ägypten galt die Ringelblume als Liebespflanze und war Bestandteil in fast jedem Hochzeitstrauß.

Nebenwirkungen und Kontraindikationen

Es sind keine bekannt.

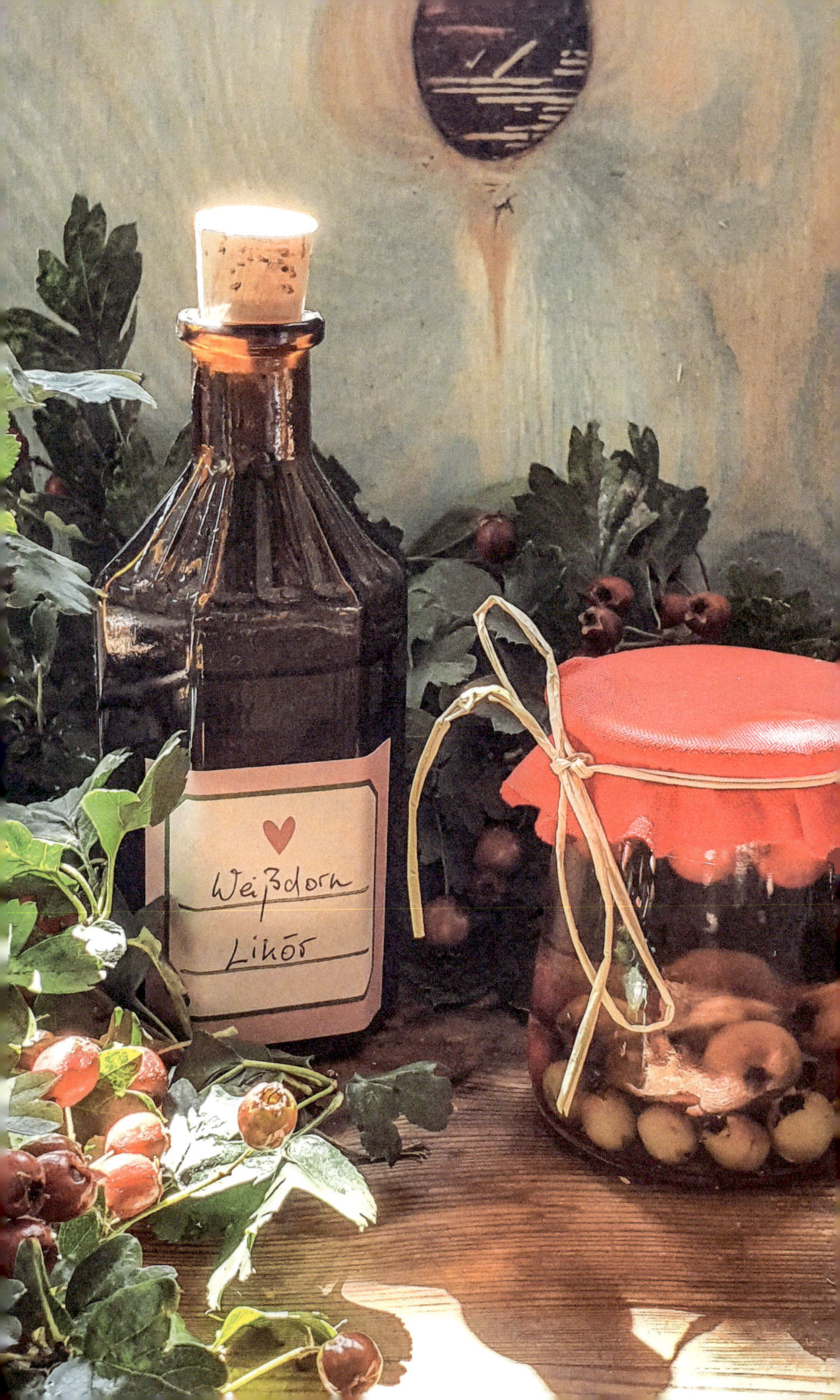
Weißdorn
Likör

Weißdorn, der Herzöffner

Die Kraft der Vergebung

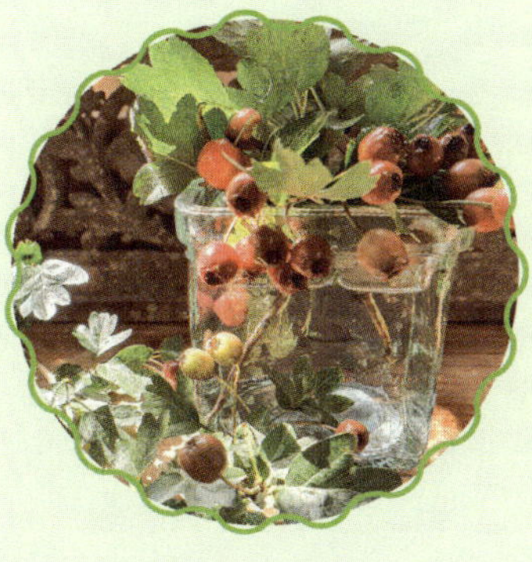

Kannst du verzeihen?

Vergebung ist womöglich der effektivste, aber auch schwierigste Teil der Trauerarbeit. Oder wie es Mahatma Ghandi sagte: »Der Schwache kann nicht verzeihen. Verzeihen ist eine Eigenschaft des Starken.«

Wir alle tragen in unserem Leben Dinge mit uns herum, die uns belasten. Oft beschuldigen wir andere oder uns selbst, Vergangenes nicht anders, besser gemacht zu haben. Uns selbst gegenüber sind wir dabei meist am kritischsten. Doch viele Fehler geschehen, weil wir es in einer bestimmten Situation nicht besser wussten. Ständige Vorwürfe lassen uns dann in der Vergangenheit verweilen. Wir bleiben stecken, weil diese Versäumnisse leider nicht mehr rückgängig zu machen sind. Die einzige Möglichkeit, aus diesen negativen Gedanken und Gefühlen herauszufinden, ist der Weg der Vergebung. Vergeben bedeutet dabei nicht, etwas im Nachhinein für gut zu befinden, sondern nur, den Griff etwas zu lockern und anzuerkennen, dass man es zu diesem Zeitpunkt nicht besser wusste.

Um diesen Schritt vollziehen zu können, ist es wichtig, wieder mutig sein Herz zu öffnen, um empathisch und gleichzeitig ganz klar zu sein. Manchmal muss es dafür auch erst ein wenig angestoßen werden. Darin sind die Pflanzen wahre Helden. Falls du also bereits die Intention hast, einem Menschen oder dir selbst zu vergeben, dann lasse dich von den Pflanzen unterstützen. Eine, die an dieser Stelle besonders gut helfen kann, ist der Weißdorn.

Der Weißdorn wurde im Volksmund auch Christdorn genannt, eine naheliegende Namensgebung, da auf alten Gemälden oder Gedenktafeln die Dornenkrone von Jesus meist mit Weißdornzweigen dargestellt wurde.

Der üppige Strauch weiß demnach um die psychischen Verletzungen der Menschen und wie damit umzugehen ist. Im richtigen Maße kann er dabei helfen, sich abzugrenzen, was er mit seinem dornigen Geäst zum Ausdruck bringt. Zugleich wirkt er mit seinem weißen, süßlich duftenden Blütenkleid im Frühjahr geradezu liebevoll und offen und weist den Weg der Vergebung, die, das hat er sich vom Messias wohl abgeschaut, für den inneren Frieden unumgänglich ist. Dafür aber braucht es ein starkes und liebevolles Herz.

Der Weißdorn unterstützt das Herz auf allen Ebenen: Alles was dem Herzen auf körperlicher Ebene zugutekommt, nährt er auch im seelischen und geistigen Sinne, schenkt ihm Stabilität, Stärke, Ausgeglichenheit und Empathie.

Deshalb kann der Weißdorn bei allen größeren Aufgaben sowohl physisch als auch psychisch sehr unterstützend wirken und somit auch bei der Vergebungsarbeit angewandt werden, bei der dir viel Mut, Beständigkeit und Charakterstärke abverlangt werden wird.

Bei der Vergebungsarbeit kann dich ein kleiner Schluck Weißdorn-Likör auf längere Sicht unterstützen. In diesem Extrakt sind die Inhaltsstoffe der Pflanze enthalten. Ein Likör gleicht einer Tinktur, einem alkoholischen Auszug. Er wird lediglich um die Süße (Zucker) bereichert. Die Herstellung braucht allerdings ein wenig Zeit, da die Beeren länger ausgezogen werden müssen. Aber wenn du vergeben möchtest, benötigst du auch einen größeren Rahmen. Selten gelingt Vergebung, sobald sie dir in den Sinn kommt. Du wirst zuerst einmal den Vorsatz fassen, dich dann darauf einschwingen und dich anschließend mit demjenigen, dem du vergeben möchtest, intensiv auseinandersetzen. In dieser Zeit könntest du beginnen, den Likör vorzubereiten. Wenn du dabei immer wieder an das bevorstehende Vergebungsritual denkst, fließen diese Gedanken bereits während der Herstellung in den Extrakt mit hinein.

Praxis: Likör

Das benötigst du

- 200 g Weißdornbeeren
- Mörser
- Verschließbares Glasgefäß
- 700 ml Gin
- 2 EL Kandiszucker
- Sieb

So gelingt es

- Zuerst werden die Weißdornbeeren im Mörser leicht angequetscht.
- Danach werden sie in ein verschließbares Gefäß gefüllt und mit dem Gin aufgegossen.
- Zum Schluss kommt der Kandiszucker hinzu.
- Die Mischung nun sechs Wochen ziehen lassen, zwischendurch immer wieder leicht schütteln, danach abseihen und beschriften. Zweimal in der Woche oder immer vor einem Vergebungsritual ein Likörgläschen davon trinken.

Imagination

Trinke ein kleines Gläschen Likör am Abend. Spüre den Weißdorn in deine Adern fließen und fühle, wie er dich mit seiner Weisheit erfüllt. Wird es dir gelingen, zu verzeihen? Wer könnte es sein, dem du vergeben möchtest? Einem bestimmten Menschen? Dem Verstorbenen, weil er gegangen ist, vielleicht? Oder bist du selbst gar die Person, der du verzeihen magst? Wie könnte es sich anfühlen, es zu tun?

Bleib ganz bei dir selbst und öffne gleichzeitig dein Herz. Denke an denjenigen, dem du vergeben möchtest. Sprich leise immer wieder folgenden Satz oder wiederhole ihn still in Gedanken: »Ich verzeihe dir (mir).«

Vollziehe dieses kleine Ritual immer wieder, solange, bis du spürst, dass sich etwas verändert hat. Du wirst es als erstes in deinem Herzen bemerken, weil es sich plötzlich mit dem Gefühl von Frieden füllt, sich ausdehnt und Platz für Neues entsteht. Vergebung ist ein großes Geschenk, das am Ende auf dich selbst zurückfallen wird.

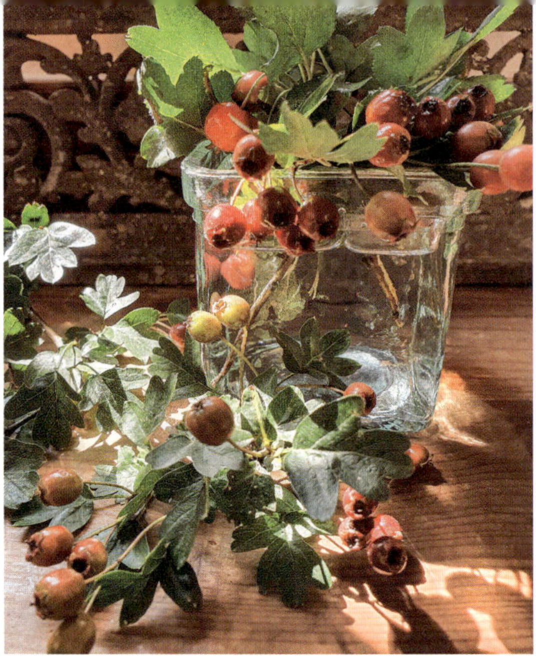

Steckbrief: Der Weißdorn (Crataegus monogyna oder laevigata)

Sein lateinischer Name Crataegus wurde vom griechischen »krataios« abgeleitet, das so viel wie »stark« bedeutet.

Dem Weißdorn wurden in früheren Zeiten magische Kräfte zugesprochen, wie beispielsweise Abwehr und Schutz vor dem Bösen. Deshalb und auch wegen seiner Dornen (botanisch sind es Stacheln) an den Ästen, wurde er oft als Hecke angepflanzt. Im alten Rom trug man Amulette, in die das Holz des Weißdorns eingearbeitet war, und die Bauern hängten sein Geäst an die Stalltüren, um die Tiere zu schützen.

Der Weißdorn ist eine Herzpflanze: Er wirkt durchblutungsfördernd, gefäßerweiternd, beruhigend und stärkend auf das Organ. Die Schutzwirkung auf das Herz ist erwiesen. Er wird bei Schlafstörungen, Stimmungsschwankungen, Reizbarkeit und Erschöpfung angewandt und bringt den Kreislauf in Schwung. Der Weißdorn unterstützt ein alterndes Herz und wird auch bei herausfordernden Aufgaben eingesetzt. Er gehört in jeden Grippetee, denn bei jedem grippalen Infekt muss das Herz Höchstleistungen vollbringen. Selbst Bergsteiger oder Leistungssportler können von der verbesserten Sauerstoffversorgung ganz dopingfrei profitieren. Wenn man den Weißdorn länger einnimmt, kann er die Lebensqualität und sowohl das körperliche als auch das seelische Wohlbefinden steigern.

Nebenwirkungen und Kontraindikationen

Es sind keine bekannt.

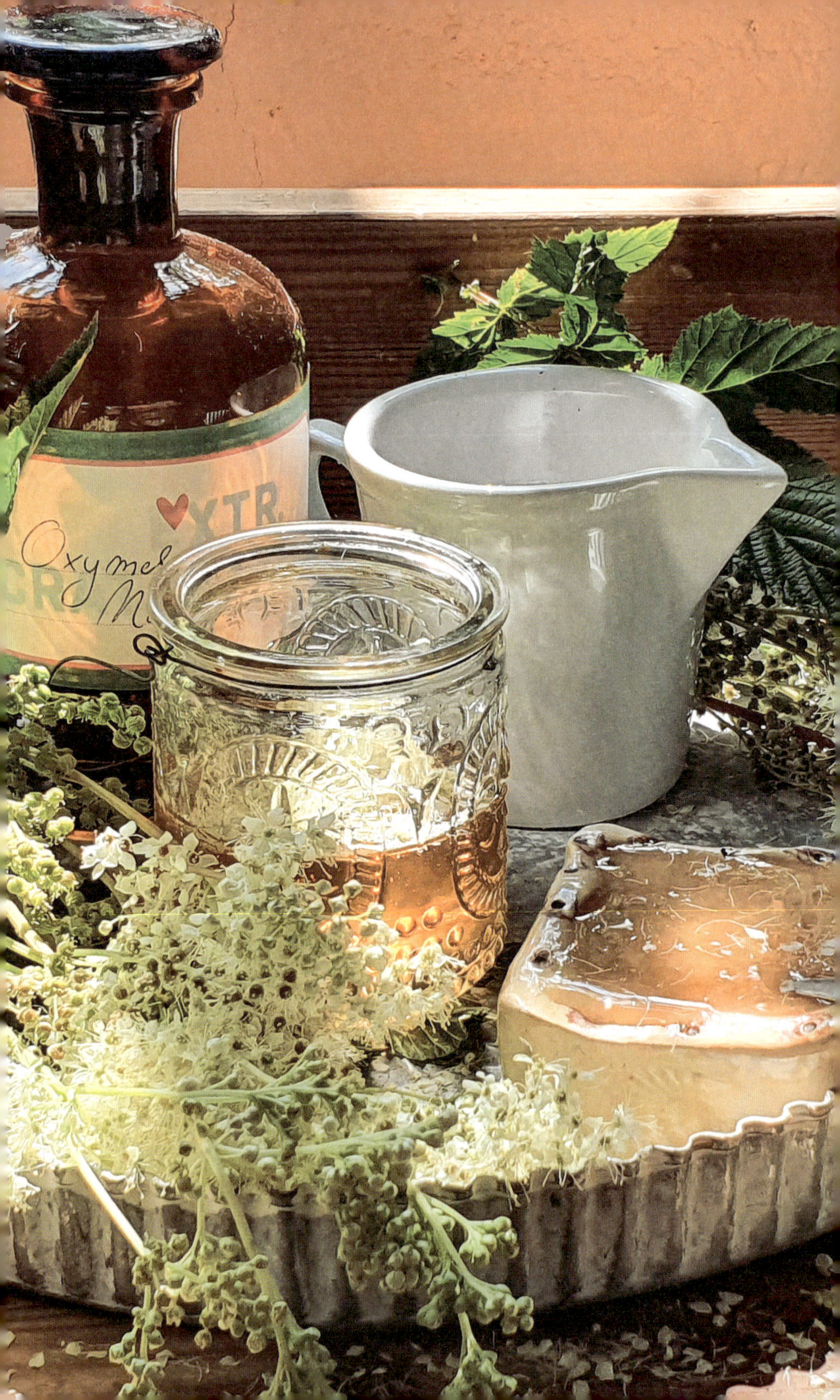
XTR.

Die alte Heilerin – das Mädesüß

Verbindungen heilen und gesunden

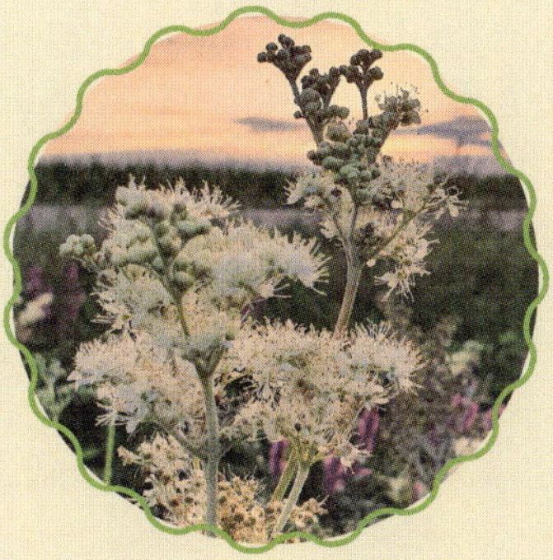

Erinnerungen transformieren

Wenn es voll in Blüte steht, sieht das Mädesüß wie eine weiße Wolke aus Licht aus, die versehentlich auf die Erde gefallen ist. Nicht nur von Weitem, sondern auch, wenn man direkt vor ihr steht, könnte man den Eindruck gewinnen, dass sich die Pflanze, einer Erinnerung gleich, nur undeutlich zeigen mag.

Vergangenes, das wir festhalten möchten, verschwimmt auch oft vor unserem inneren Auge, und manchmal können wir es nur noch schemenhaft erahnen. Da die Verbindung mit unseren Verstorbenen in keinem lebendigen Prozess mehr verändert und erneuert werden kann, sind wir oft versucht, an dem festzuhalten, was uns die Erinnerung im Laufe der Jahre noch preisgibt. Und insgeheim ahnen wir, dass die geliebten Bilder langsam immer weiter verblassen. Das schmerzt und lässt uns traurig sein.

Wenn wir aber an der Idee haften bleiben, dass die Erinnerung an unsere Verstorbenen schmerzhaft ist und sich zudem auch noch langsam auflösen wird, werden wir auch nur dies erfahren.

Das Mädesüß vermag hingegen unser Urvertrauen zu stärken und uns zu vermitteln, dass alles in uns bleibt. Dass die Eindrücke und die Verbindungen nicht abreißen, sondern wir lernen dürfen, ihnen mit anderen Augen zu begegnen.

Um die Verbindungen zwischen den Welten wieder neu zu erwecken, fordert die Pflanze dich auf, dich zu verändern. Mit seinen schmerzlindernden Eigenschaften kann das Mädesüß dein tiefes Leid langsam heilen und dir helfen, eine andere Art der Beziehung aufzubauen und eine innere Erinnerung zu erspüren. Es ist dann nicht mehr die körperliche, materielle Bindung an einen Menschen, mit der du durch das Leben gehst, es ist die Verbindung, die ewig währt, und die euch durch ein unsichtbares Band miteinander verknüpft. Und es ist die Erinnerung, die nicht mehr nur in Bildern, sondern in Gefühlen aufflackern kann und auf diese Weise ein warmes und schönes Gefühl in deine Magengegend und in dein Herz hinein zu zaubern vermag.

Dies ist die Verheißung des Mädesüß, die es mit dem süßen Duft der zarten Blüten unterstreicht. Vielleicht mag es dir mithilfe der Pflanze sogar irgendwann gelingen, fröhlich zu sein und dich trotz deiner Sehnsucht lächelnd mit Vergangenem zu verbinden.

Die Wiesenkönigin steht derweil auf der Wiese, umgeben von den glitzernden Strahlen der Sonne, die durch sie hindurch streichen und gleichzeitig mit ihr verwoben sind.

Um sich die energetische Wirkung des Mädesüß einzuverleiben, kannst du ein Oxymel herstellen, ein altes Heilmittel, das schon in der Antike unter Hippokrates (400 v. Chr.) verwendet wurde. Es werden Kräuter in Essig und Honig ausgezogen. Dadurch lösen sich ihre Inhaltsstoffe und gehen in die beiden Bestandteile über. Der Begriff Oxymel deutet auf die zwei unterschiedlichen Geschmacksrichtungen von Essig und Honig hin: nämlich in »oxy« (sauer) und »mel« (Honig).

Essig hat konservierende Eigenschaften und enthält zudem viele Vitamine und Mineralstoffe. Honig hat eine entzündungshemmende, antibakterielle und konservierende Wirkung.

Das Oxymel, auch als Sauerhonig bezeichnet, saniert den Darm und wirkt immunstabilisierend.

Oxymele sind – im Gegensatz zu Tinkturen und Likören – auch für Kinder geeignet.

Praxis: Oxymel

Das benötigst du

- 50 g frisches Mädesüß
- Messer
- Verschließbares Glasgefäß
- 100 g nicht pasteurisierten Apfelessig
- 300 g flüssigen Bio-Honig
- Sieb

So gelingt es

- Zuerst werden die Blüten abgezupft und einige junge Blätter kleingeschnitten.
- Dann gibst du den Essig und den Honig in das Schraubglas und verrührst sie gut miteinander.
- Danach kommt die zerkleinerte Pflanze hinzu. Alle Bestandteile müssen vom Essig-Öl-Gemisch vollständig bedeckt sein.
- Lasse das verschlossene Glas vier Wochen lang an einem dunklen Ort stehen.
- Danach gießt du die Pflanzenbestandteile durch ein feines Sieb ab.
- Nimm das Oxymel pur oder verdünnt (einen Esslöffel Oxymel in 200 Milliliter Wasser) einmal am Tag zirka drei Wochen lang ein.
- Das Oxymel ist etwa ein Jahr haltbar.
- Du kannst auch andere Kräuter für dein Oxymel verwenden, die dann eine andere heilende Wirkung haben.

Imagination

Stelle dir vor, dass du an einem lauen Sommertag durch ein Feld voller Wiesenköniginnen gehst. Der süßliche Geruch, der von ihren wollenen Knäueln ausgeht, erreicht deine Sinne. Sie erscheinen dir wie Wolkenbilder. Du streichst über die Pflanze und atmest ihren Duft ein. Einige Blütchen fliegen davon. Wohin? Sind sie von hier – oder von dort, wo du die Verstorbenen wähnst? Was fühlst du, wenn du in die Verbindung mit ihnen gehst? Verwende nun dein Oxymel und lasse dich führen, auf anderen, neuen Wegen, die dir noch nicht so vertraut sind. Schau, was dir begegnet.

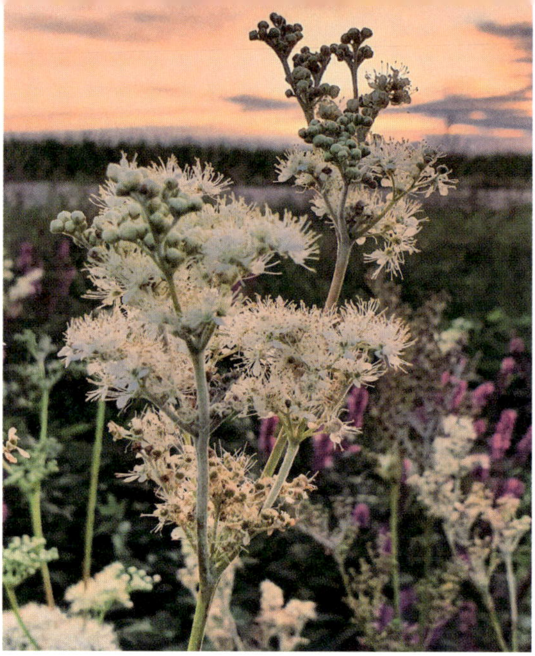

Steckbrief: Das Mädesüß (Filipendula ulmaria)

Das Mädesüß wird auch Spirea genannt. Es verlieh dem heutigen Arzneimittel Aspirin seinen Namen. Vor allem die Blüten enthalten Salicylsäure-Verbindungen. Daraus wurde erstmals Salicin isoliert und zu Acetylsalicylsäure, dem heutigen ASS synthetisiert.

Gesammelt werden deshalb hauptsächlich die Blüten, aber auch die Wurzeln finden Verwendung. Aus ihnen hergestellte Anwendungen wirken ebenso wie das Aspirin entzündungshemmend. Allerdings dauert es länger, bis die Wirkung einsetzt. Dafür kann das Mädesüß als eines der wenigen schmerzstillenden Mittel, die man in der Natur vorfindet, über mehrere Wochen verwendet werden, weil es besser verträglich ist als das Aspirin. Die Pflanze kann gegen alle erdenklichen Schmerzformen eingesetzt werden, zum Beispiel Kopfschmerzen, Fieber oder Rheuma. Mädesüß wirkt fiebersenkend, schmerzlindernd, entzündungshemmend und entgiftend.

Unter den Inhaltsstoffen des Mädesüß findet sich das entspannungsfördernde Vanillin. Die Pflanze wirkt daher entspannend, tröstend und beruhigend.

Das Mädesüß hat keinen Einfluss auf die Blutgerinnung wie beispielsweise das Aspirin. Da die Salicylsäure im Pflanzenextrakt aber erst in der Leber ihre Wirkung entfaltet, dauert es zwei bis drei Stunden, bis sie einsetzt. Daher ist es angezeigt, einen Auszug aus dieser Pflanze rechtzeitig einzunehmen.

Die Pflanze liebt es feucht und gesellig. Man findet sie häufig an Bachläufen, dort stehen dann immer gleich mehrere Pflanzen zusammen, weil sie niemals gern allein sein mögen.

Nebenwirkungen

Bei Unverträglichkeiten gegen Acetylsalicylsäure darf diese Pflanze nicht verwendet werden.

Kontraindikationen

Es sind keine bekannt.

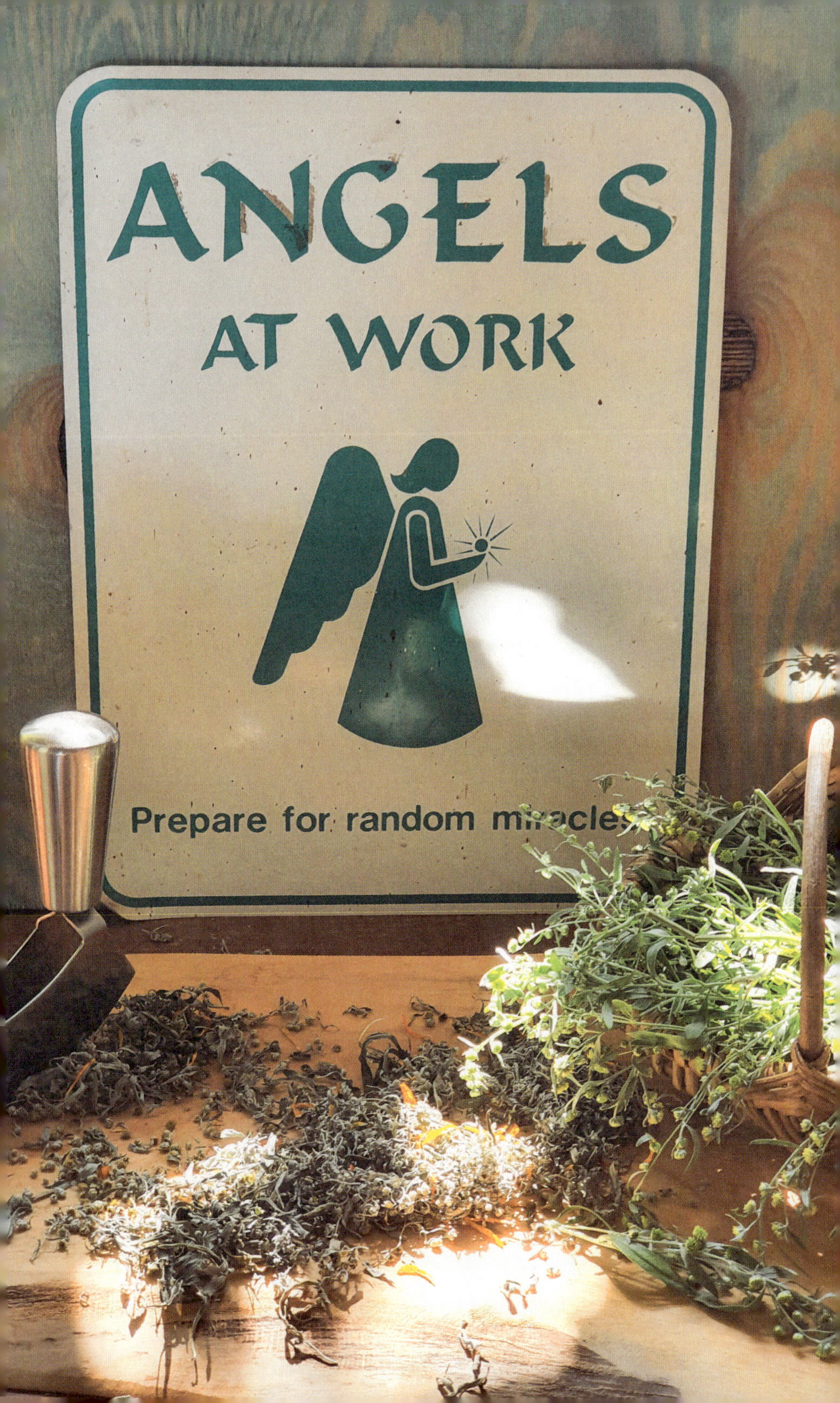
ANGELS
AT WORK
Prepare for random miracles

Wermut, die bittere Medizin

Eine stärkende Erfahrung

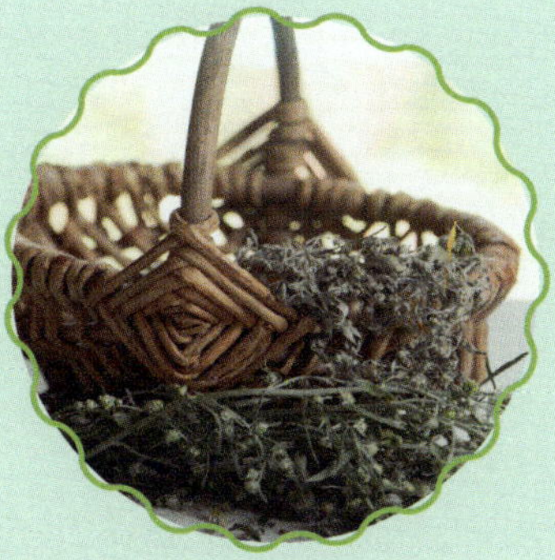

Thema Flashback

Nehmen wir einmal an, du hättest schon längere Zeit intensiv getrauert und dich mit deinem Schmerz auseinandergesetzt und wärst bereits viele Schritte durch die Wüste deines Lebens gegangen. Schützt dich das vor ähnlichen Situationen, die in dir etwas anstoßen, schlimme vergangene Ereignisse in dir auflodern lassen und noch einmal große Trauer oder neue Ängste auslösen?

Diese Flashbacks können uns jederzeit widerfahren. Ein kurzer Augenblick, ein Auslöser genügt, um unsere Erinnerung an den damaligen Schmerz, an unser Leid, mit extremer Intensität wachzurufen und sie schlimmstenfalls auf die Jetzt-Zeit, auf eine ähnliche Situation zu übertragen. Dieser Schlüsselreiz kann Ängste in uns auslösen, die meist gar nicht realistisch sind. Dennoch sitzen wir dann vielleicht am Boden, sind verstört, fühlen uns hilflos und verzweifelt. Wir müssen dieser Situation aber nicht gänzlich ausgeliefert sein. Im besten Fall haben wir in unserer Auseinandersetzung mit der Trauer bereits Hilfsmittel kennengelernt, die uns unterstützen.

An dieser Stelle möchte ich den Wermut vorstellen. Auch er ist ein guter Helfer, wenn es wieder einmal schwierig werden könnte. Vielleicht kennst du ihn bereits und denkst sofort an ein unangenehmes Kraut. Ja, es stimmt: Der Wermut ist das bitterste Kraut unter den Heilpflanzen. Ein kleines Blättchen auf der Zunge genügt – und du wirst sofort merken, dass er verlässlich seine volle Wirkung und Stärke entfaltet.

In der Antike glaubte man, dass der Wermut sogar Hexen und Dämonen vertreibe. Es mag vielleicht aus der Beobachtung entstanden sein, dass er schon damals Dämonen, die in den Köpfen der Menschen spukten und ihr Gemüt trübten, mit seinem heftigen Geschmack verscheuchen konnte, denn Bittermittel wirken stimmungsaufhellend.

Den Begriff »Wermutstropfen« kannst du noch heute in der Poesie finden. Er taucht dort als Synonym dafür auf, dass jede noch so schöne Erinnerung auch Schmerzhaftes und Bitteres enthalten kann – und dass dies zum Leben dazu gehört, weil es nichts ohne Gegensatz gibt.

Diese Gegensätzlichkeiten des Lebens trägt der Wermut auch in sich selbst. Mit seinen Inhaltsstoffen kann er die Nerven stärken, Schwächezuständen entgegenwirken und das Gemüt wieder erhellen. Andererseits kann er schädlich wirken, falls du ihn zu lange oder zu viel davon einnimmst. Er war Anfang des 19. Jahrhunderts sehr populär und als wichtige Zutat des Absinth wortwörtlich fast in aller Munde. Wegen seines hohen Thujon-Gehaltes kann er Störungen des zentralen Nervensystems auslösen. Das bekamen einige berühmte Persönlichkeiten zu spüren. Ernest Hemingway, Oscar Wilde und Vincent van Gogh waren begeisterte Absinth-Trinker und glaubten, das Getränk beflügele ihre Kunst. Letzterer soll sich jedoch im Absinth-Rausch ein Ohr abgeschnitten haben.

In vielen Ländern wurde deshalb der Wermut verboten, auch weil man vermutete, er würde abhängig machen. Heute weiß man, dass für die Schädigung der Nerven durch das Trinken von Absinth damals auch die mindere Qualität des Alkohols mitverantwortlich war. Inzwischen kann man den Gehalt von Thujon prüfen und es wurde für den Absinth eine Obergrenze festgelegt, sodass er wieder getrunken und verkauft werden darf. Allerdings wird angeraten, nicht zu viel und nicht zu oft Gebrauch davon zu machen.

Wenn du den Wermut einmal alkoholfrei ausprobieren möchtest, gibt es hier ein ganz einfaches und schnell herzustellendes Rezept:

Praxis: Glücksfood

Das benötigst du

- Wermutkraut nach Belieben
- Brettchen und Wiegemesser (oder Mörser)
- Verschließbares Gefäß

So gelingt es

- Die Blüten und Blätter vom Stängel entfernen.
- Im Schatten warm und luftig trocknen.
- Mit einem Wiegemesser zu einem Pulver mörsern.
- Nun kannst du das Pulver in einem dunklen, verschlossenen Glasbehälter aufbewahren, bis du es brauchst.
- Das Pulver ist ungefähr ein Jahr haltbar.

Anwendung

Nach Bedarf kannst du einen halben Teelöffel täglich über dein Essen geben. Wenn du ganz mutig bist, kannst du ihn auch pur zu dir nehmen. Dann aber höchstens eine kleine Messerspitze davon in den Mund nehmen, dort belassen, bis dieser sich mit Speichel füllt, hinunterschlucken und mit etwas Wasser nachspülen. Die Bitterwirkung beginnt schon im Mund und so eingenommen, hat die Pflanze sicher den besten Effekt. Solange dir der Wermut noch frisch zur Verfügung steht, kannst du einfach auch ein halbes Blättchen pro Tag essen.

Da der Wermut eine sehr starke Wirkung hat, ist es ratsam, immer schon nach zwei Wochen zu pausieren und erst wieder damit zu beginnen, wenn du erneut von diesem starken Kraut unterstützt werden möchtest.

Imagination

Es wird sich vermutlich erst einmal alles in dir zusammenziehen, sobald sich die Bitterwirkung in deinem Mundraum entfaltet. Stelle dir vor, dass das Bittere dich stärkt, wie die Homöopathie, die ebenfalls nach dem Ähnlichkeitsprinzip wirkt und Gleiches mit Gleichem heilt. Kannst du spüren, wie der Wermut deine Verbitterung, deine Beklemmung und deinen Hader langsam auflöst und dich wieder zurückholt ins Leben? Es ist vorbei, du musst nicht mehr in diesem Trauma verweilen! Du darfst weitergehen und sogar irgendwann einmal das Gegenteil von all dem wieder erfahren: das Glück.

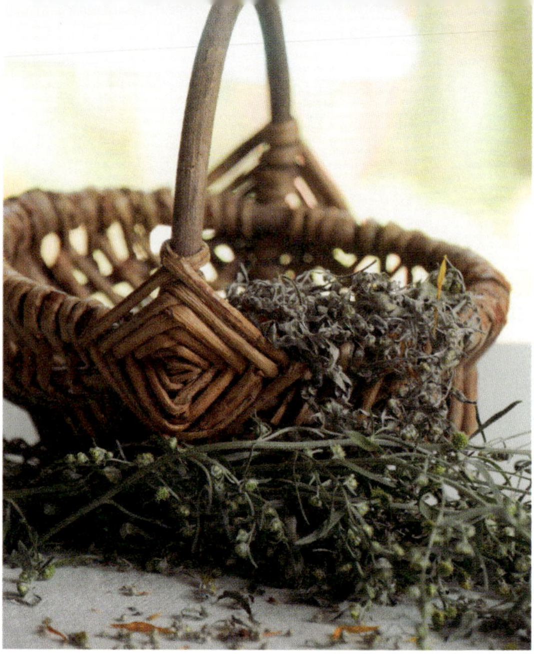

Steckbrief: Der Wermut (Artemisia absinthium)

Der lateinische Name dieser Pflanze ist namensgebend für den alkoholischen Auszug, den Wermutschnaps, auch Absinth genannt. Er bestand neben Anis, Fenchel und diversen anderen Kräutern hauptsächlich aus Wermutkraut. Dieses trägt seine bittere Wirkung nach außen. Allein wenn man es pflückt und dann an den Fingern leckt, schmeckt es bitter.

In der Homöopathie wird der Wermut gegen Erregungszustände eingesetzt, also das passende Mittel, einen Flashback wieder aufzulösen. Er stärkt aber auch die Verdauung, kümmert sich um den Magen und die Leber – alles notwendige Bereiche, um sich innerlich gestärkt zu fühlen. Der Wermut ist auch als »grüne Fee« bekannt, weil er keine auffällige bunte Blüte hat, sondern nur kleine kugelige Blütenkörbchen, die aus ganz kleinen gelblichen Röhrenblüten bestehen. Wenn der Wermut blüht, ist der Gehalt seiner Inhaltsstoffe am stärksten. Aber auch davor oder danach ist er noch immer sehr intensiv und kann verwendet werden.

Normalerweise sollte das Wermutkraut immer ungesüßt eingenommen werden, da die Süße die Wirkung des Bittermittels reduziert. Eine Ausnahme stellt der von Hildegard von Bingen empfohlene Maitrunk dar, der aus Wermut, Honig und Weißwein besteht.

Nebenwirkungen

Bei Überdosierung kann es aufgrund des hohen Thujon-Gehaltes bei der Einnahme von Wermut zu Übelkeit, Erbrechen, Kopfschmerzen und Benommenheit kommen.

Kontraindikation

Der Wermut sollte in keiner Form während der Schwangerschaft und bei Magen-Darm-Geschwüren eingenommen werden.

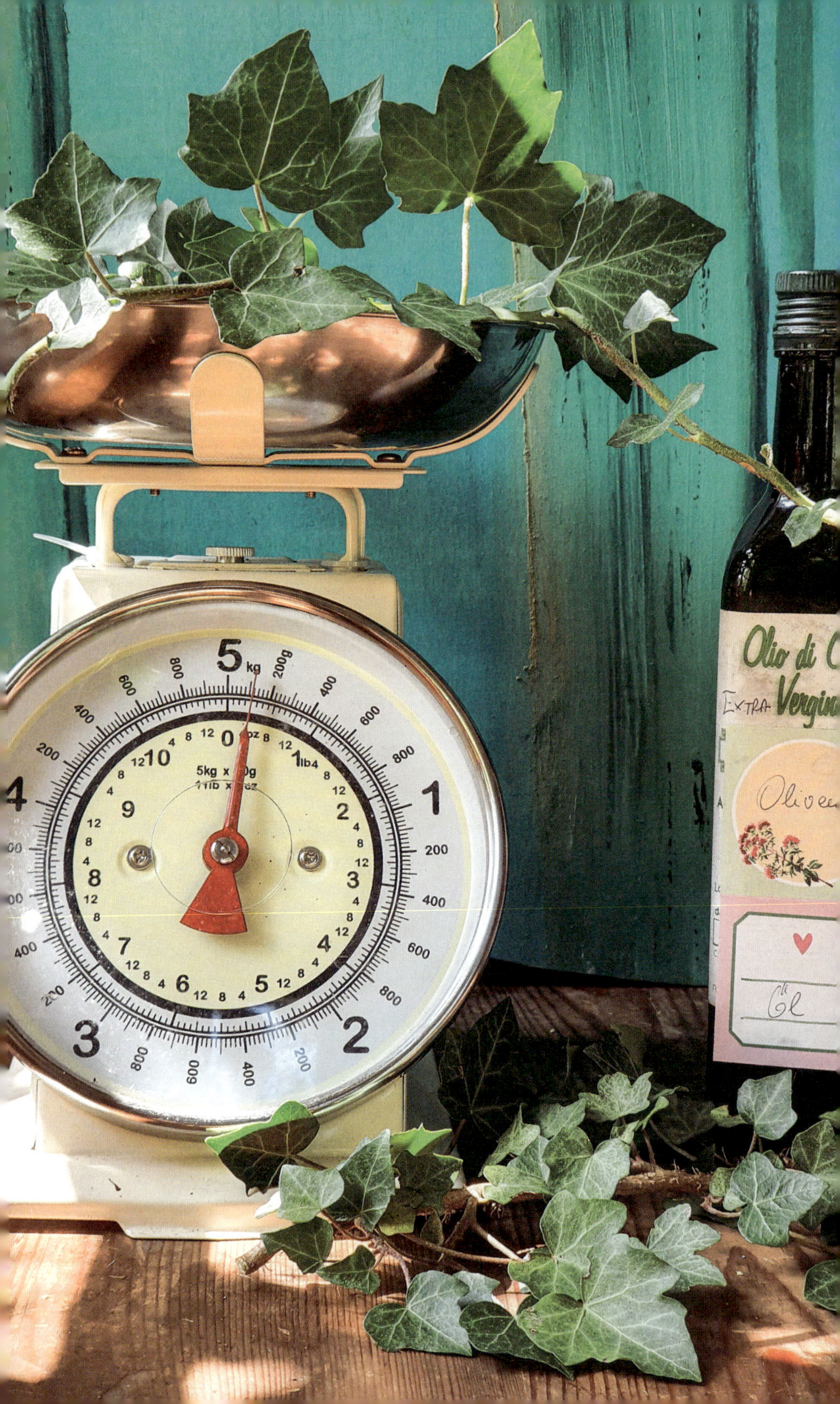
Olio di
Extra

Einfach göttlich – der Efeu

Das verbindende Element

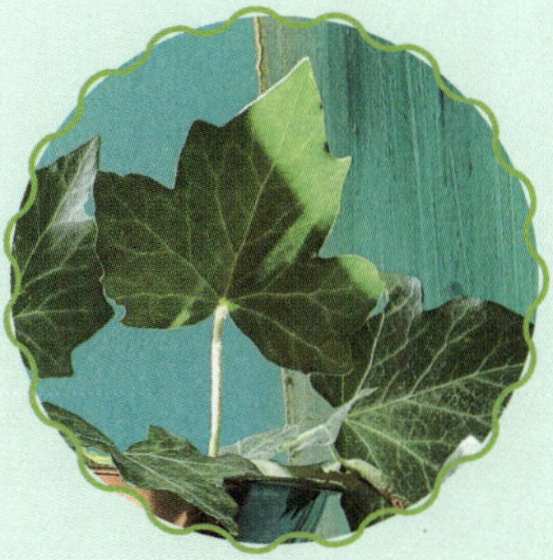

Ein erweitertes Bewusstsein

In diesem Kapitel werden keine bewusstseinserweiternden Drogen oder Kräuter vorgestellt. Selbstverständlich gibt es psychedelische Pflanzen. Sie wachsen auch teilweise in unseren Regionen. Aber um sie einzunehmen, benötigt man eine qualifizierte und geschulte Begleitung. Solche Pflanzen ohne fundierte Kenntnisse selbst auszuprobieren, könnte lebensgefährlich sein. Und ob sie auf Dauer bewusstseinserweiternd sind, sei dahingestellt.

Was ich dir aber an dieser Stelle ans Herz legen möchte ist, dass die bloße Beobachtung der Pflanzen immer bewusstseinserweiternd wirken kann. Ich bin immer wieder fasziniert von der Intelligenz und Perfektion der Natur- und Pflanzenwelt.

Dies zeigt sich beispielsweise bei der botanischen Blumenuhr, die die unterschiedlichen Öffnungszeiten der Blüten anzeigt. Durch die verschiedenen Blühzeiten sichert die Natur den Bestäubern zu, dass ihnen 24 Stunden lang ausreichend Nektar und Pollen zur Verfügung stehen. Nur auf diese Weise ist es allen Insekten – auch den Nachtschwärmern – möglich, immer ausreichend Nektar zu bekommen. Gleichzeitig ist dadurch die Bestäubung aller Blüten gesichert.

Die Herbstzeitlose zieht sich wiederum im Herbst in den Boden zurück, um zu überwintern. Bei mildem Winter geht die Knolle zehn Zentimeter, bei hartem Winter 18 Zentimeter tief ins Erdreich hinunter. Woher weiß die Pflanze, welch ein Winter ihr bevorstehen wird?

Am eindrucksvollsten aber ist für mich, wie die Natur völlig selbstverständlich mit Werden und Vergehen umzugehen weiß. All ihre Pracht und jugendliche Schönheit vom Frühjahr verwandelt sie im Sommer in Reife und Vollkommenheit, um dann erhobenen Hauptes im Herbst noch einmal kurz zu leuchten, dann zu welken und schließlich in den Winter hinein zu sterben. In ihrem tiefen Vertrauen gleitet sie von einem Zustand zum nächsten, ohne Zürnen, ohne Hadern, ohne Groll. Wie selbstverständlich fügt sie sich in die göttliche Ordnung, auch dann, wenn einmal eine junge Pflanze inmitten des Frühlings stirbt, denn auf eine ganz schlichte Art und Weise spiegeln sich die Regeln der Natur in jeder Pflanze wider.

An dieser Stelle möchte ich dir etwas über den Efeu erzählen. Man schlussfolgerte früher, dass er aufgrund seines immergrünen Kleides die Verbindung zur Ewigkeit anzeigte. Auch für die frühen Christen war der Efeu ein Zeichen für die Unendlichkeit. Deshalb betteten sie ihre Toten auf seinen Blättern. Noch heute rankt der Efeu entlang der Gräber und wächst dort als Symbol der Unsterblichkeit.

Der Efeu versinnbildlicht aber auch die Gegensätzlichkeiten des Lebens. Als Schattenpflanze kennt er die Unwegsamkeit, die ihm auf seinem Weg begegnen kann. Da er aber auch das Licht in sich trägt, weiß er das Dunkle zu verwandeln. Er klettert einfach an dem Hindernis empor, das ihm aktuell den Weg versperrt. Deshalb siehst du immer wieder Hauswände, Mauern, Pfosten oder Bäume, die allesamt vom Efeu überzogen sind. In seiner unendlichen Umarmung tunkt er alles in sein sattes Grün. Im Volksglauben wurde er deshalb auch zum Sinnbild für Freundschaft, Treue und Liebe auserkoren.

Auf seinem intuitiven Weg durch die Welt scheint er seine ganze Kraft zu verwenden, um vorwärtszukommen. Stillstand ist nicht seine Art. Vielleicht möchte er die Unterbrechung seines Weges nutzen, um sich eine andere Aussicht der Lage zu verschaffen? Die Art und Weise, wie er sich nach oben schlängelt, lässt vermuten, dass er die Kletterei gut beherrscht, denn er klettert sozusagen rückwärts nach oben. Seine Blattspitzen zeigen stets nach unten, als wäre er gewillt, während er dem Licht entgegenstrebt, das Dunkle mit in den Himmel zu transportieren, um es zu verwandeln. Könnte der Efeu tatsächlich auf seinem Weg nach oben das Unbewusste ins Bewusstsein bringen und das Dunkle in Licht verwandeln, wie der Arzneipflanzenforscher Dr. Roger Kalbermatten es in einem Seminar einmal erwähnte?

Dann vermag er bestimmt auch uns zu unterstützen, damit wir uns Dinge, die nicht mehr dienlich sind, bewusst machen, verändern und ins Licht heben können.

Praxis: Massage-Öl

Das benötigst du

- 1 Handvoll Efeublätter
- 150 ml Pflanzenöl (z.B. Olivenöl, Mandelöl)
- Verschließbares Schraubglas
- Sieb
- 20 Tropfen ätherische Öle (z.B. Bergamotte, Vanille)
- Dunkle Flasche zum Abfüllen

So gelingt es

- Gib die Efeublätter in das Schraubglas und ziehe sie zwei Wochen lang in Öl aus.
- Danach kannst du die Bestandteile durch ein Sieb abseihen.
- Füge nun das ätherische Öl hinzu.
- Fülle alles in eine dunkle Flasche ab.
- Das Öl ist zirka ein Jahr haltbar.

Imagination

Reibe deine Brust mit dem Efeu-Öl ein. Gib ihm Zeit zu wirken. Dann lass dich von dem Efeu führen – er nimmt dich an die Hand. Hast du Lust, dich mithilfe dieser Pflanze für andere Dinge zu öffnen, zu schauen, was dir in der Trauer hilfreich ist, was nicht? Kannst du aussortieren, flexibler werden? Versuche einmal, alles was dir geschehen ist, aus einer anderen Perspektive zu betrachten. Prüfe deine alltäglichen Routinen und deine Gedanken: Kann es bessere, neue Gedanken geben? Wie könnten sie lauten?

Lass dich vom Efeu leiten und finde mit ihm zusammen deinen Weg durch die Trauer hin zu mehr Licht. Aber verliere niemals den Bezug zur Erde, mach es wie der Efeu, der seine Blattspitzen stets nach unten streckt, wie um sich an das Unterbewusste zu erinnern, das es zu transformieren gilt. Wisse auch du darum. Du hast täglich wieder neu die Möglichkeit, dein Bewusstsein zu verändern, es wird dir helfen, den Weg Richtung Heil und Frieden zu finden.

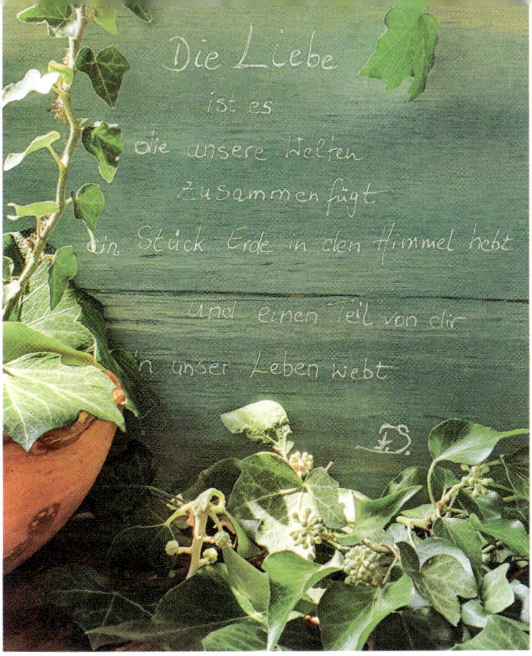
Die Liebe
ist es
die unsere Welten
zusammenfügt
ein Stück Erde in den Himmel hebt
und einen Teil von dir
in unser Leben webt
F.S.

Steckbrief: Der Efeu (Hedera helix)

Früher trug er auch den Namen ‚Ewig', der aus dem germanischen ‚iwe = ewig' abgeleitet wurde.

Damals war der Efeu eine beliebte Heilpflanze, besonders bei Rheuma, Schmerzen und Wunden. Noch heute wird er in der Apotheke als Hustenarznei verkauft.

Efeu enthält in allen Pflanzenteilen, besonders aber in den Beeren, die giftigen Substanzen Hederin und Falcarinol. Bei Verzehr oder Kontakt besteht vor allem für Kinder und Tiere eine echte Vergiftungsgefahr. Schon zwei bis drei Beeren können zu Vergiftungen führen. Selbst Efeublätter sollten nicht mehr selbst als Tee angesetzt werden. Bei Einnahme ist deshalb anzuraten, zur Apothekerware zu greifen. Efeupräparate können nach Absprache mit dem Arzt oder Apotheker innerlich bei krampfartiger Bronchitis, Keuchhusten, Asthma und auch bei Schilddrüsenunterfunktion angewendet werden, weil Efeu viel Jod enthält, das für eine gesunde Funktion der Schilddrüse verantwortlich ist.

Äußerlich als Umschlag oder Öl benutzt, dürfen sich die heilenden Kräfte des Efeus aber gern entfalten. Der Efeu wirkt entkrampfend und antientzündlich.

Um den Stoffwechsel anzuregen und den Bewusstwerdungsprozess zu unterstützen, kann man ein Efeu-Öl äußerlich lokal etwa eine Woche lang anwenden.

Nebenwirkungen

Bei der Einnahme selbst hergestellter Produkte könnten Magen-Darm-Beschwerden auftreten und der Puls kann schneller schlagen. Eine starke Vergiftung kann einen Schock auslösen und sogar zu einem Atemstillstand und somit zum Tod führen.

Kontraindikation

Allergiker und Menschen mit einer Schilddrüsenüberfunktion sollten den Kontakt mit dieser Pflanze meiden.

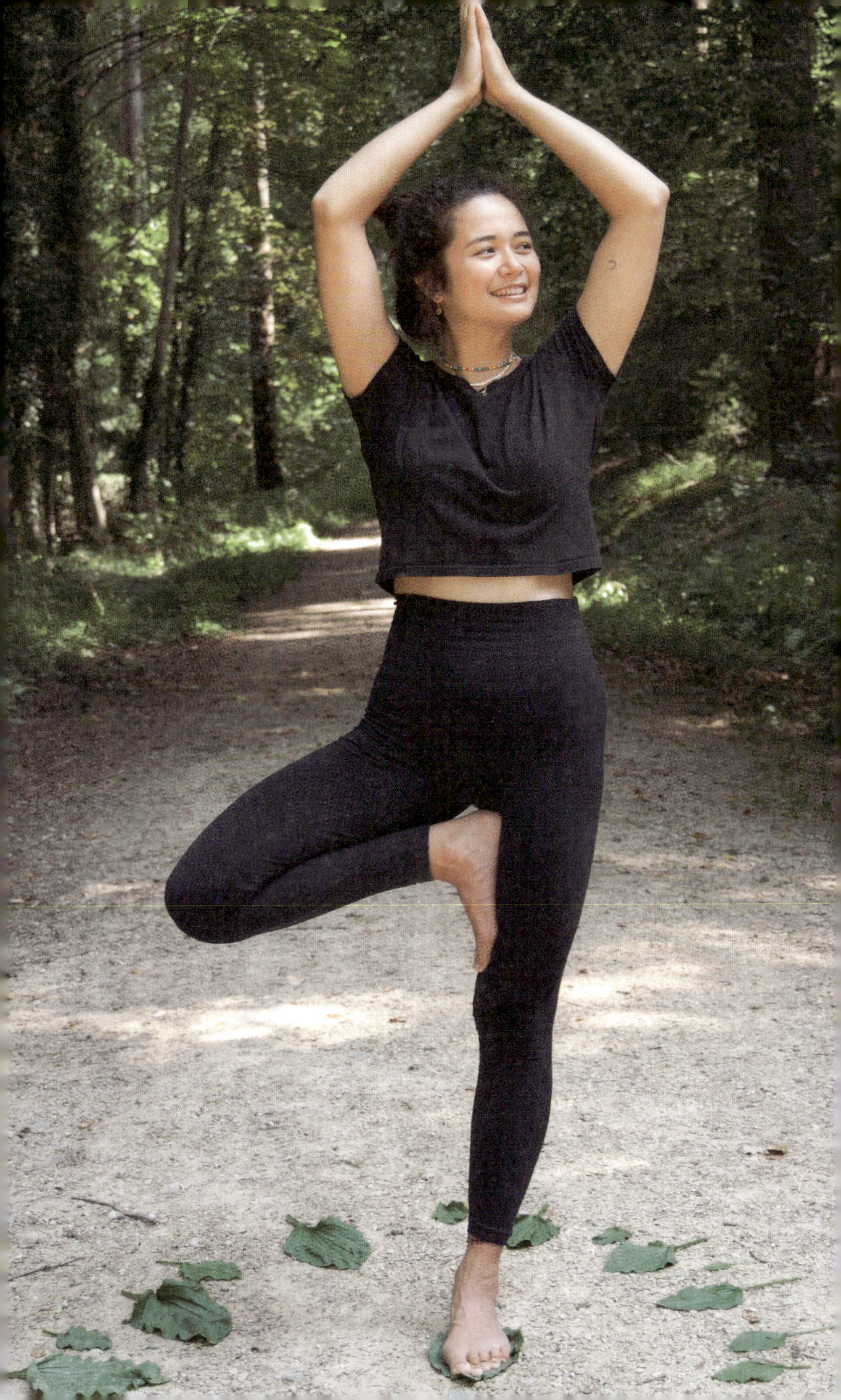

Breitwegerich, ich steh auf dich

Was trägt dich durchs Leben?

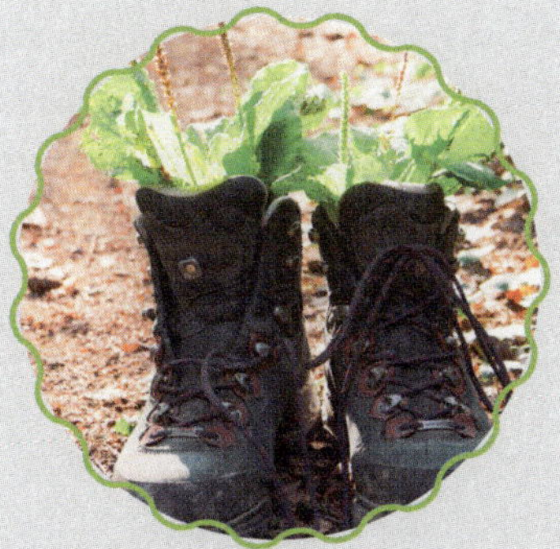

Die innere Freiheit

Manchmal sind die Wege des Lebens verschlungen, steinig und steil. Wenn du sie dennoch gehen musst, ist anzuraten, das passende Schuhwerk dabei zu haben, damit du für die unterschiedlichsten Pfade gerüstet bist. Doch selbst mit den besten Wanderstiefeln kann es noch immer beschwerlich sein. Wenn dann auch noch deine Füße heiß werden und zu schmerzen beginnen, könnte sich der Breitwegerich als Wegbegleiter anbieten und als Wiesenschuhsohle deine Füße kühlen und heilen.

Seine Blätter gibt es in jeder Schuhgröße. Sobald du ein für dich passendes gefunden hast, kannst du das Blatt pflücken, eventuell mit einem Stock oder Stein ein bisschen platt walzen und als Einlage unter die Fußsohle in den Schuh einlegen. Der durch den Druck beim Gehen ausdringende Saft dieser Pflanze wirkt wundheilend, stärkend und verleiht dir, da bin ich mir sicher, eine bessere Tritt- und Standhaftigkeit.

Es gibt Ereignisse in unserem Leben, die lassen sich nicht verhindern und schon gar nicht aus dem Weg räumen. Aber es steht uns frei zu entscheiden, wie lange wir auf dem Hindernis, dem Stein, der unseren Weg versperrt, sitzen bleiben möchten und wann der Zeitpunkt gekommen ist, weiterzugehen. Ferner liegt es an uns, wie wir uns weiterhin ausrichten möchten. Klagen wir weiterhin über unsere schmerzenden Füße oder lassen wir uns vom Breitwegerich unterstützen, um weiter gehen zu können und genießen die grandiose Aussicht, die uns am Ende eines steilen Anstieges erwartet? Diese Möglichkeit zu wählen, ist die innere Freiheit, die uns zur Verfügung steht.

Praxis: Yogaübung

Das benötigst du

- ein Breitwegerichblatt in der Größe deiner Fußsohle

So gelingt es

- Suche ein Breitwegerichblatt in der passenden Größe aus.
- Ziehe deine Schuhe und Strümpfe aus und stelle dich mit einem Fuß auf die Oberseite des Blattes.
- Winkle das andere Bein an und lege diesen Fuß an die Innenseite deines Oberschenkels. Wenn das nicht geht, kannst du deinen Fuß auch oberhalb deines Knöchels platzieren oder ihn an deinen Unterschenkel pressen. Versuche, aufrecht zu stehen.
- Führe deine Handflächen vor deinem Herzen zusammen oder verbinde sie über deinem Kopf.
- Versuche in dieser Übung zu verweilen. Schließe an dieser Stelle aber nicht die Augen, denn es ist viel schwieriger, das Gleichgewicht mit geschlossenen Augen zu halten. Menschen mit Yogaerfahrung können dies aber gern versuchen.
- Wenn du herausfinden möchtest, ob es einen Unterschied macht, mit oder ohne Blatt zu stehen, mache diese Übung noch einmal ohne das Breitwegerich-Blatt.

Imagination

Ist der Breitwegerich die passende Pflanze für dich? Probiere es am besten einmal zusammen mit der vorgeschlagenen Yoga-Übung aus:

Schaue leicht in die Ferne, nimm den Weg wahr, der sich vor dir erstreckt. Hast du das Gefühl, mithilfe des Blattes sicherer zu stehen? Ist es dir vielleicht schon möglich, festzulegen, ob und wann du wieder weiter deinen Weg durch die Trauer gehen möchtest? Du entscheidest.

Natürlich liegt es nicht allein an dem Blatt, welchen Weg du wählst. Doch es könnte dir etwas von seiner Stärke übertragen: Obwohl der Breitwegerich oft getreten wird, weil er meist mitten auf den Wegen wächst, steht er immer wieder auf. Er hat für sich entschieden, immer weiter zu wachsen und zu dienen. Spüre diese Kraft, die in ihm steckt. Kann sie sich auf dich übertragen? Die Entscheidung, die diese Pflanze dir aufzeigt, ist der Handlungsspielraum, die innere Freiheit, die dir bestenfalls zur Verfügung stehen.

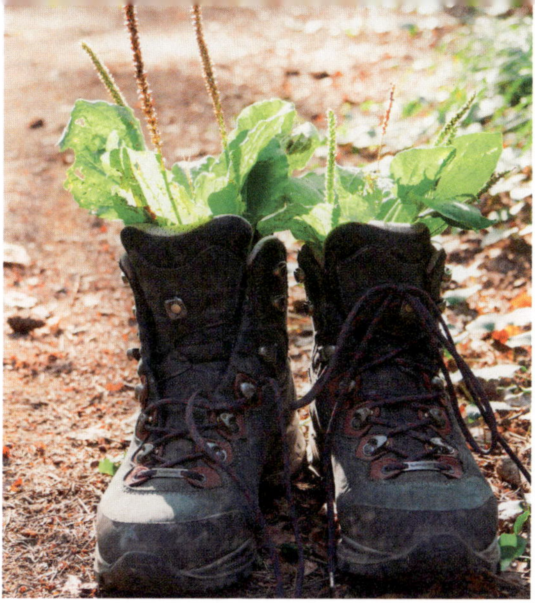

Steckbrief: Der Breitwegerich (Plantago major)

Schon sein deutscher Name deutet darauf hin, dass der Wegerich vorzugsweise an Straßen und Wegen wächst. Er steht am Wegesrand und hilft bei fast allem, was einem Wanderer unterwegs geschehen kann. Der Breitwegerich heilt ähnlich wie sein Bruder der Spitzwegerich Verletzungen, hilft bei Husten und kann Insektenstiche lindern. Er enthält nämlich auch das wundheilungsfördernde Allantoin, das aber nur im frischen Zustand seine Wirkung entfaltet und nicht konserviert werden kann.

Zusätzlich können die Blätter in die Schuhe eingelegt werden, sie wirken kühlend auf die wunden Füße.

Der Breitwegerich ist widerstandsfähig. Er sucht seinen Standort selbst aus, gleich wie gefährlich dieser ist. Er ist frei und unabhängig: Wenn er getreten wird, richtet er sich wieder auf.

Nebenwirkungen und Kontraindikationen

Es sind keine bekannt.

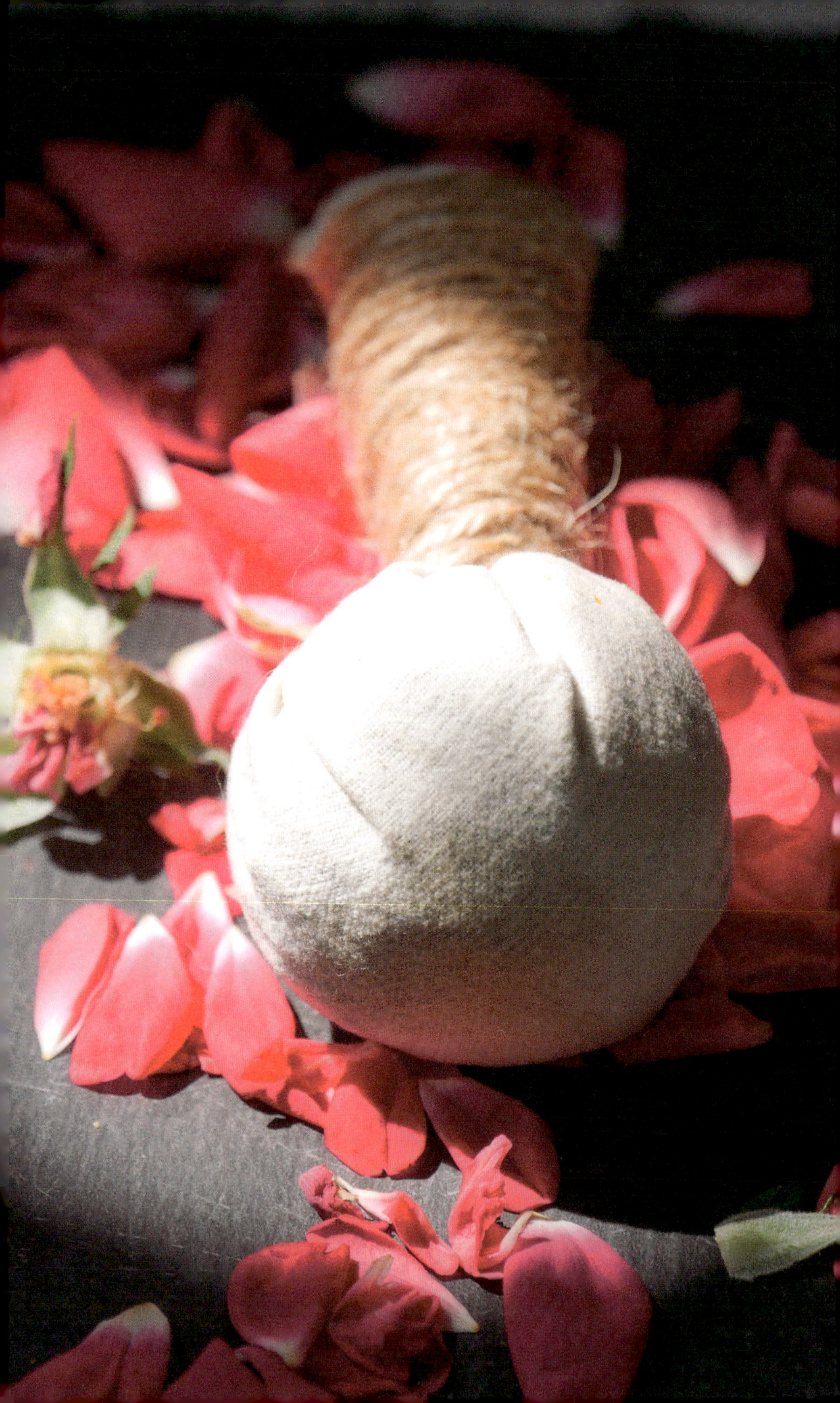

Es dreht sich immer um die Liebe – die Rose

Liebst du auch dich?

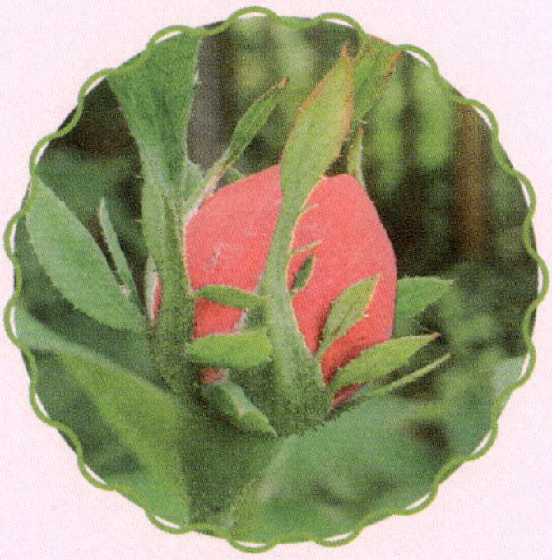

Rund um die Selbstliebe

Keine Frage: Die Rose ist *die* Pflanze der Liebe. Ich könnte Seiten füllen, wenn ich all ihre Eigenschaften und Anwendungsmöglichkeiten beschreiben wollte.

Da sie Herz und Nerven beruhigt, grundsätzlich zum Wohlergehen und der allgemeinen guten Stimmung beiträgt und bei Stress harmonisierend zur Seite steht, verwendeten bereits die Römer und Ägypter diese Pflanze im Überfluss. Sie badeten in Rosenwasser, verstreuten unzählige Rosen in ihren Räumen, nähten große Duftkissen oder steckten sich die Blüten ins Haar.

Die Liebe ist ohne Zweifel das höchste Gut, das den Menschen auf der Erde zur Verfügung gestellt wurde. Wenn wir uns bei jeder Handlung, bei jedem Schritt im Leben fragten: »Was würde die Liebe tun?«, dann könnte es uns gelingen, die Welt freundlicher und liebevoller zu gestalten.

Voraussetzung dafür ist, dass du dir selbst milde und sorgsam begegnest. Denn wenn du mit dir selbst achtsam und würdevoll umgehst, wirst du diese Eigenschaften auch nach außen tragen können, sodass andere davon profitieren. Denn so wie du mit dir selbst umgehst, kooperierst du auch mit der Welt.

Die Rose macht es dir vor. Sie sammelt sich und ruht erst in sich selbst, bevor sie sich langsam zu öffnen beginnt. Erst mit der Zeit wird sie dann ihre ganze Fülle und Schönheit preisgeben, um sich würdevoll und liebend in der Welt zu verströmen. Gleichzeitig schützen ihre wehrhaften Dornen (botanisch gesehen sind es eigentlich Stacheln) sie vor unangemessenen Übergriffen. Ihre ätherischen Öle, die sie um die Mittagszeit bei hoher Sonneneinstrahlung zu ihrem Schutz versprüht, bewahren sie vor äußeren Einflüssen wie beispielsweise Verbrennungen. Sie sorgt gut für sich, bevor sie sich ins Leben stürzt, um sich vor unangebrachten Übertragungen abzugrenzen, die sie selbst und ihr Selbstbild verletzen könnten.

Jeder Mensch ist besonders, so wie jede Rose einzigartig ist. Dein Selbstbild wird verzerrt werden, wenn du dich an Dinge wagst, die gar nicht deinen Aufgaben und Fähigkeiten entsprechen. Dann kannst du nur Rückschläge erfahren. Die Rose kennt ihren inneren Auftrag. Sie liebt – sich selbst und andere. Sie duftet, heilt, stützt und kann sich auch in gesundem Maße abgrenzen, um sich nicht gänzlich zu verlieren. Wenn du genau hinschaust und sie beobachtest, dann kann sie dir den Weg hin zur Liebe und zur Selbstliebe weisen, dich dabei liebevoll unterstützen, dich lenken und leiten.

Gönne dir eine Kräuterstempel-Massage mit den ätherischen Ölen der Rose, wenn du dir selbst einmal etwas Gutes tun und dich beschenken möchtest.

Praxis: Kräuterstempel

Das benötigst du

- 50 g Rosenblütenblätter (getrocknet)
- Dünnes Tuch aus Baumwolle, Leinen oder Vlies (10 mal 10 cm)
- Bast oder Schnur (100 cm lang)
- Heißes Öl
- Topf und Herd

So gelingt es

- Die Größe des Stempels hängt davon ab, ob du einen Gesichts- oder einen Körperstempel machen möchtest. Für einen Gesichtsstempel reicht ein viereckiges kleineres Tuch, für einen größeren Stempel brauchst du einen doppelt so großen Stoff. Gib die getrockneten Rosenblütenblätter in die Mitte des Stoffzuschnittes.
- Dann nimmst du das Tuch an allen vier Enden auf, führst diese zusammen und bindest den Stoff mit der Schnur oberhalb der Kräuter so ab, dass unterhalb eine Kugel entsteht.
- Dann werden die Zipfel oberhalb der Schnürung in der Hälfte gefaltet und wieder nach unten geführt.
- Um diesen gefalteten Stoff wird nun die Schnur weiter herumgewickelt, sodass ein kleiner Stiel entsteht, den man gut in der Hand halten kann.
- Zum Schluss wird die Schnur mit dem Anfang des Bandes, das um die Kugel geschnürt wurde, verknotet. Je fester du gewickelt hast, umso stabiler ist der Stempel.
- Erhitze das Öl in einem Topf und lass es kurz abkühlen.
- Der fertige Kräuterstempel wird nun im heißen Öl getränkt. Lass ihn danach etwas abkühlen und fühle erst an einer unempfindlicheren Stelle, ob er bereits eine verträgliche Temperatur angenommen hat, damit du dich nicht verbrennst.
- Dann massierst du damit in kreisförmigen Bewegungen dein Gesicht oder deinen gesamten Körper.

Mit der stimulierenden Wirkung der warmen Kräuterstempel erreicht man eine Zellerneuerung und vermehrte Durchblutung. Der Abtransport der Schlackenstoffe (Entschlackungsprozess) wird beschleunigt. Dadurch lösen sich Blockaden und Verspannungen. Für eine verspannte Muskulatur kann die Wärme eine Wohltat sein. Zudem wird die Haut durch die heilenden Kräfte der Pflanzen nachhaltig gepflegt und so manches Fältchen kann verschwinden. Durch die Entfaltung der Kräuterwirkstoffe werden die Selbstheilungskräfte aktiviert.

Für einen Gesichtsstempel verwende ich als Füllung am liebsten die Rose. Für den Körper kannst du auch viele andere Pflanzen verwenden.

Eine Selbstliebemassage mit einem Kräuterstempel kann man zumindest im Gesicht und in der Herzgegend sehr gut selbst durchführen, aber es ist auch wohltuend und bereichernd, sich von einem lieben Menschen verwöhnen zu lassen.

Doch Achtung: Auch Kräuterstempel fallen unter naturheilkundliche Verfahrenstechniken und unterliegen der Kosmetikverordnung. Wenn du sie also nicht nur zur Eigenanwendung herstellen möchtest, sondern sie entweder verkaufen oder in einer Praxis anwenden möchtest, müssen sie vorher auf Schadstoffe und Hautverträglichkeit geprüft werden, um die Gesundheit der Klienten nicht zu gefährden.

Imagination

Schließe deine Augen und lasse dich verwöhnen. Versuche, ganz bei dir anzukommen. Kannst du beschreiben, was du an dir selbst liebenswert findest? Was kannst du an dir schätzen und würdigen? Bist du bereit, eventuell falsche Vorstellungen und Bilder von dir aufzulösen?

Gehe in dein Herz. Kannst du etwas spüren? Versuche dir vorzustellen, wie es sich liebevoll öffnet und seine ganze Liebe in dir verströmt. Verharre in diesem Gefühl so lange, bis die Massage vorüber ist.

Wenn du dich selbst massierst, versuche, dich dir selbst liebevoll und wertschätzend zuzuwenden.

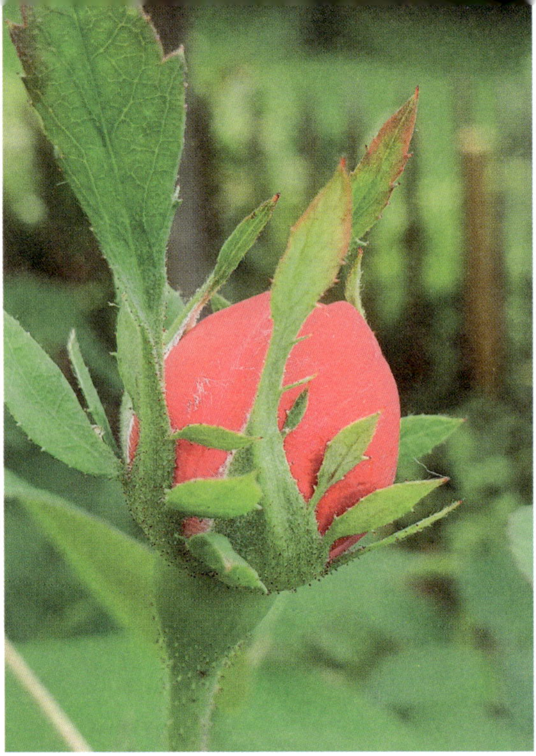

Steckbrief: Die Rose (Rosa gallica oder Rosa centifolia)

Der lateinische Name centifolia (hundertblättrig) mag auf die vielfältigen Wirkungen dieser Pflanze hindeuten. Die Rose wirkt nerven- und herzstärkend, wundheilend, stimmungsaufhellend, beruhigend und schlaffördernd. Sie kann auch bei allen möglichen Erkrankungen unterstützend eingesetzt werden, beispielsweise bei leichten Herzschmerzen und Durchfallerkrankungen. Arzneilich werden von über 3.000 Arten am häufigsten die oben genannten Rosensorten (Rosa gallica oder Rosa centifolia) verwendet.

Sammeln sollte man die Rosenblätter am frühen, sonnigen Vormittag, noch bevor sich ihre ätherischen Öle in der Hitze des Sommers als Sonnenschutz für ihre eigene Blüte verströmen.

Die Blütenessenz der Rosa canina, der Wildrose, kann Menschen verabreicht werden, die jegliche Hoffnung verloren haben. Menschen, die sich in ihr Schicksal ergeben und in eine Opferrolle verfallen, unfähig, aus eigenem Antrieb wieder herauszufinden, kann diese Rose neuen Auftrieb geben. Sie hilft bei tiefer Traurigkeit und Kraftlosigkeit.

Nebenwirkungen und Kontraindikationen

Es sind keine bekannt.

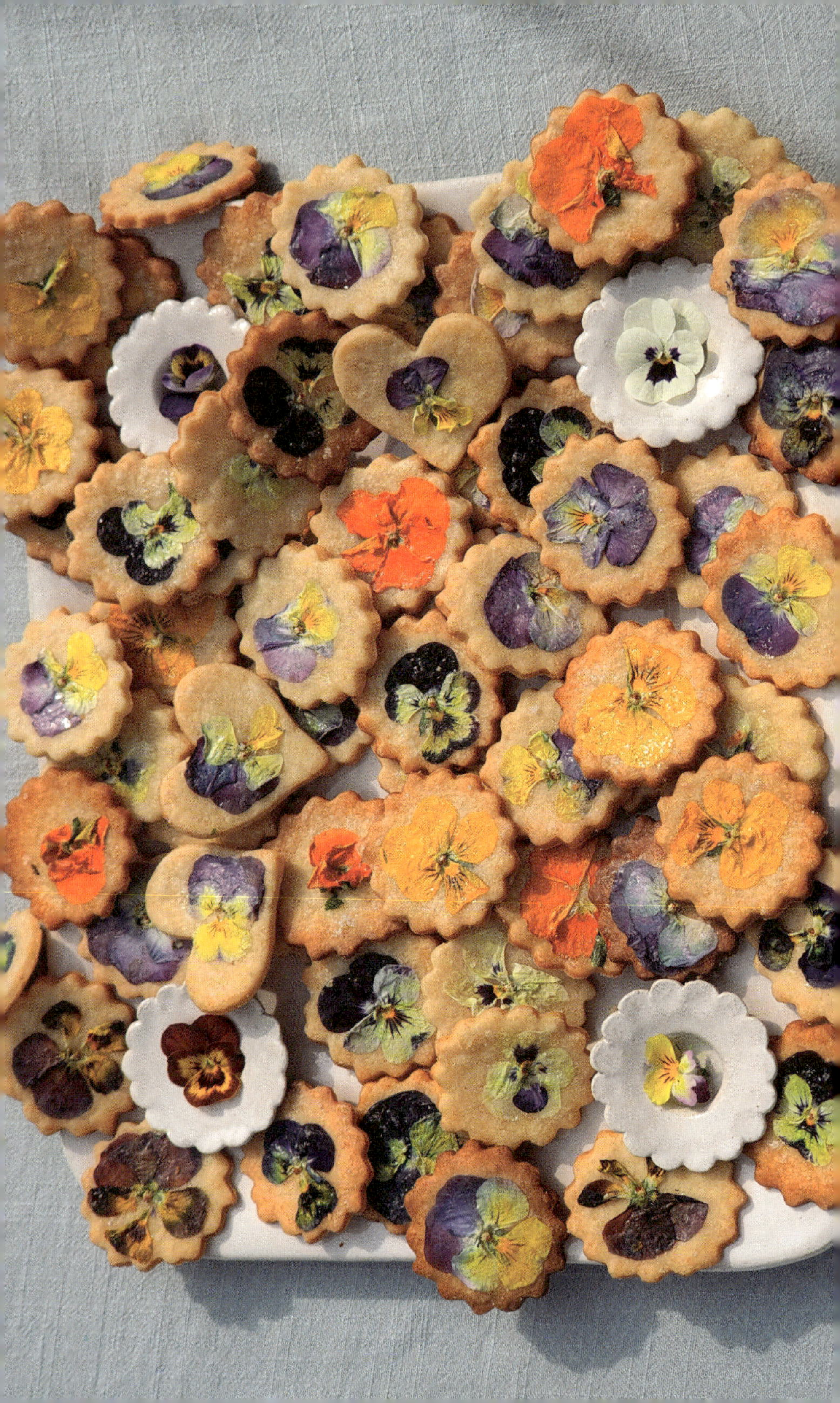

Himmlisches Vergnügen mit dem Stiefmütterchen

Liebe geht durch den Magen

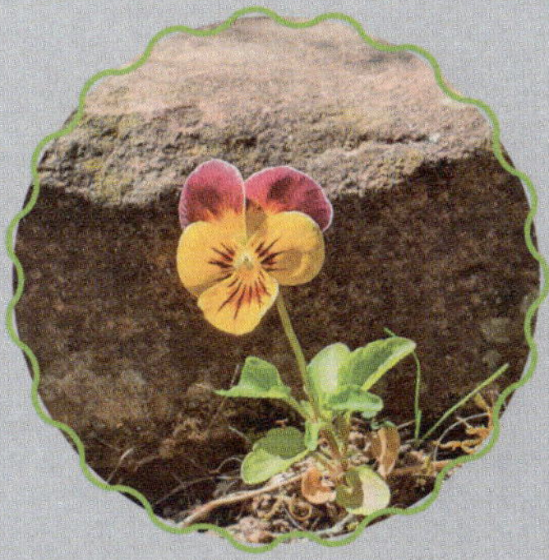

Hier geht es um den Sinn des Lebens

Wenn wir um einen Menschen trauern, dann trauern wir nicht nur um die Tatsache, dass dieser Mensch nicht mehr an unserer Seite ist, wir nicht mehr miterleben können, wie sein Leben weiter verläuft. Meist stürzt erst einmal unser ganzes Weltbild zusammen, weil wir nicht fassen und vor allem nicht verstehen können, was geschehen ist. Wir trauern um unsere einstige Ordnung, unser Urvertrauen und um unsere ursprünglich heile Welt. Wir können den Tod nicht einsortieren. Und am schlimmsten ist, dass wir darüber manchmal den Sinn im Leben verlieren.

Um irgendwann wieder ins Leben zurückfinden zu können, brauchen wir aber etwas, das uns erfüllt – und deshalb werden wir nach einiger Zeit auch danach suchen, bewusst oder unbewusst. Vielleicht verschlingen wir Bücher, hoffen auf ein Zeichen, beschäftigen uns mit Spiritualität oder folgen Menschen, die mehr Erfahrung, mehr Wissen oder Weisheit in sich tragen. Das ist alles wichtig, um unseren Weg wieder zu bereichern. Aber erst, wenn wir auch dort suchen, wo wir einst diesen Sinn verloren haben, in unserem Herzen, werden wir ihn finden können. Ohne Zweifel wird sich das sinngebende Element verändert haben. Und auch wir werden nicht mehr der- oder dieselbe sein. Auf diesem langen Weg der Sinnsuche können uns viele Werkzeuge und Techniken unterstützen, unter anderem auch wieder einmal die heilenden Kräuter.

Im Mittelalter wurde das Stiefmütterchen als das Symbol für die Kraft und Erinnerung durch positive Gedanken angesehen. Mit dem Stiefmütterchen verband man auch die Dreifaltigkeit Gottes. Das kam vermutlich daher, dass diese kleine Pflanze in der Regel drei Farben in einer Blüte aufweist und man deshalb annahm, sie würde damit auf die drei möglichen Erscheinungsformen Gottes – Vater, Sohn und Heiliger Geist – hindeuten.

In der Volksheilkunde nannte man das Stiefmütterchen auch Herzenstrost, denn die Pflanze wurde bei leichteren Herzbeschwerden verordnet.

In diesem letzten Kapitel möchte ich dir ein ganz anderes Hilfsangebot mit dem Stiefmütterchen vorstellen, ein sehr weltliches. Denn die Liebe geht bekanntlich durch den Magen. Und die Liebe benötigst du auf deinem Weg durch die Trauer, hin zu einer neuen Lebenseinstellung, einer Bestimmung, einem anderen Weltbild, das dich wieder zu einem sinnvollen Leben führen kann. Hier kommt das wilde Stiefmütterchen zum Einsatz.

Praxis: Blütenplätzchen

Das benötigst du

- 350 g Mehl
- 65 g Zucker
- 210 g Butter
- 2 Eigelb
- 25 ml Holunderblütensirup
- abgeriebene Schale einer Bio-Zitrone
- Ausstechförmchen
- viele unbehandelte wilde Stiefmütterchen
- Saft einer Zitrone
- 6 EL Puderzucker
- 1 Päckchen Vanillezucker

So gelingt es

- Mehl, Zucker, Eigelb vermengen, Butter, Sirup und Zitronenschale hinzugeben und alles zu einem Teig kneten.
- Eine Stunde lang im Kühlschrank belassen.
- Den Teig erneut kurz durchkneten und ausrollen.
- Plätzchen ausstechen und etwa 15 Minuten lang bei 170 Grad Celsius backen, herausnehmen und erkalten lassen.
- Zitronensaft und Puderzucker miteinander vermengen.
- Die Plätzchen mit dem Gemisch bepinseln.
- Sofort die Blüten darauflegen und nochmals damit fixieren.
- Leicht mit etwas Vanillezucker bestreuen.

Imagination

Vielleicht möchtest du dir einen schmackhaften Tee zubereiten. Ein Kaffee ist selbstverständlich auch erlaubt. Nimm dir doch dazu eines der süßen Plätzchen. Betrachte einmal in Ruhe die schöne Blüte auf dem Gebäck, das du in deiner Hand hältst. Steckt nicht eine große Vielfalt darin? Versuche dann, das Gebäck nicht einfach so aufzuessen. Beiße erst einmal ein kleines Stück davon ab. Versuche dir sinnbildlich vorzustellen, wie das wilde Stiefmütterchen dein Herz berührt. Gelingt es ihm? Führt es dich dorthin, wo du einst den Zugang zum Plan deines Lebens verloren hast? Kann dein Herz eines Tages heilen oder sogar etwas Neues hervorbringen? Etwas, das dich trägt? Wie könnte es aussehen, wie sich anfühlen?

Wenn es gerade zu schwer ist, dahin zu denken, dann nimm am besten noch ein Plätzchen und genieße.

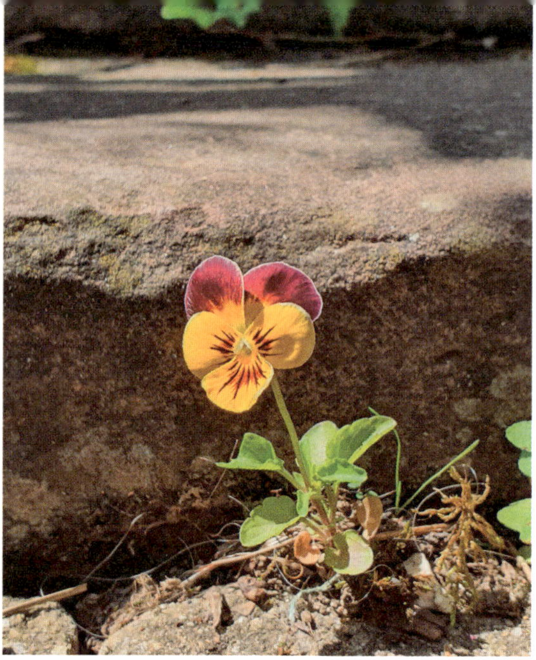

Steckbrief: Das wilde Stiefmütterchen (Viola tricolor)

Das Stiefmütterchen (Viola wittrockiana), wie auch das wilde Stiefmütterchen (Viola tricolor), das Ackerstiefmütterchen (Viola arvensis), das Hornveilchen (Viola cortua) und das Veilchen (Viola adorata) gehören alle zu der Familie der Veilchengewächse (Violaceae) und haben ähnliche Wirkungsweisen und Heilansätze. Usambaraveilchen gehören übrigens nicht dazu und sind für Kleinkinder und Katzen giftig.

Besonders das wilde Stiefmütterchen und das Hornveilchen werden für Heilanwendungen verwendet.

Der lateinische Name dieser Pflanze deutet auf die Dreifarbigkeit der Blüte hin. Das Stiefmütterchen wird wegen seiner schleim- und krampflösenden Eigenschaften bei Husten eingesetzt und unterstützt die Harnorgane. Es wird auch bei diversen Hautkrankheiten und bei Akne insbesondere bei Kindern verwendet. Außerdem regt es den Stoffwechsel an. Deshalb kann man die Pflanze auch unterstützend zu einer Frühjahrskur als Tee verabreichen.

Vor allem wirkt das wilde Stiefmütterchen beruhigend auf das Nervensystem, steht uns zur Seite, wenn wir nervös sind und wacht über unseren Schlaf. Volksheilkundlich wurde das Stiefmütterchen bei psychisch bedingten Herzschmerzen eingesetzt. Da ihm nachgesagt wurde, es hätte eine entspannende Wirkung auf das Herz, wurde es vorzugsweise bei Trennungsschmerzen und gebrochenem Herzen verordnet.

Nebenwirkungen

Eine zu hohe Dosis beim Verzehr der Wurzel kann zu Erbrechen führen.

Kontraindikationen

Es sind keine bekannt.

Wichtiges zur Wirkweise und zum Umgang mit Heilpflanzen

Neben der wirkstofflich nachgewiesenen Pflanzenheilkunde gibt es eine volksheilkundliche Ebene (eine Mischung aus Erfahrungswerten und Intuition), die hauptsächlich von Kräuterkundigen praktiziert, erforscht und weitergetragen wurde.

Die Wirkung der Heilpflanzen hängt demnach auch von ihren Inhaltsstoffen und ihrer ganz individuellen Zusammensetzung ab. Ihre sekundären Wirkstoffe, die auf unseren Organismus wirken, heißen Bitter-, Gerb- und Schleimstoffe, Saponine und ätherische Öle, um nur die Bekanntesten zu nennen. Aber wir sollten die Kraft der Heilpflanzen nicht ausschließlich an den Inhaltsstoffen bemessen, die nachgewiesen werden können. Reichweite und Bedeutung des Heilens weisen weit darüber hinaus. Auch wenn die Wirkung einer Pflanze in früheren Zeiten nicht wissenschaftlich nachgewiesen werden konnte, wurde sie intuitiv und aufgrund von Erfahrungswissen der Menschen hilfreich genutzt. Selbstverständlich sind wir heute immer angehalten, Fachwissen einzubeziehen. Denn die Wirkungen der Heilpflanzen sind vielfältiger Natur, im Übermaß können sie sich auch negativ auswirken.

Und wie bereits erwähnt, gibt es weitere wertvolle Ebenen, die nicht vergessen werden sollten. Wirkstoffe waren etwa dem damaligen Mediziner und Alchemisten Paracelsus im 15. Jahrhundert nicht bekannt. Dennoch erzielte er große, legendäre Heilerfolge, die man sich bis heute wissenschaftlich nicht erklären kann.

Heute können wir unser Wissen über die nachgewiesenen heilenden Wirkstoffe einsetzen, auf Überlieferungen zurückgreifen, die feinstofflichen Gesetze und ihre energetischen Wirkungen berücksichtigen und unserer eigenen Intuition Ausdruck verleihen, um ein wahrhaft umfassendes Verständnis der Pflanzenheilkunde zu erhalten.

Du darfst dich also auf den Weg machen, um neugierig und offen den Pflanzen zu begegnen, ihre Geheimnisse zu erforschen, ihre Besonderheiten zu erspüren und ihre Heilwirkungen zu studieren.

Pflanzen sammeln

Statte dich mit einem kleinen scharfen Messer sowie einem Körbchen oder einer Baumwolltasche aus, wenn du losziehst, um die Heilpflanzen zu sammeln. Bitte verwende keine Plastiktüte, um die Kräuter zu transportieren. Dein wertvolles Gut könnte darin sehr schnell schimmeln. Insbesondere schleimstoffhaltige Pflanzen würden so binnen weniger Stunden verderben.

Achte auch darauf, wo du die Pflanzen erntest. Hundewiesen, gedüngte Flächen oder die Ränder befahrener Straßen eignen sich nicht. Wenn du eine vielfältige und farbenprächtige Blumenwiese vorfindest, ist sie ziemlich sicher ungedüngt: der perfekte Platz, um nach Heilpflanzen zu suchen.

Sammle immer nur so viele Kräuter, wie du gerade benötigst. So kann sich die Pflanzenwelt weiter versamen und ausbreiten, und andere können sich auch noch daran erfreuen.

Ernte nur die Pflanzen, die du sicher bestimmen kannst. Auch auf unseren heimischen Wiesen tummeln sich viele verschiedene Arten, die den gesuchten Heilkräutern zum Verwechseln ähneln, aber statt heilend sehr schädlich wirken können.

Am besten ist es, immer mit einem Bestimmungsbuch unterwegs zu sein oder sich eine Pflanzen-App aufs Handy zu laden. Dann bist du schon einmal auf der sichereren Seite. Natürlich kannst du die meisten Kräuter auch kaufen, solltest du dir unsicher sein. Doch erkundige dich vorher nach der Qualität, da diese sehr unterschiedlich sein kann. Schau nach der Kennzeichnung eines Produktes, das unbedingt mit einem Haltbarkeitsdatum und einem Gütesiegel versehen sein sollte.

Heilpflanzen trocknen

Für die Anwendungen in diesem Buch werden meist frische Pflanzen verarbeitet. Du musst sie nur dann trocknen, wenn du auch in der dunkleren Jahreszeit noch genügend davon zur Verfügung haben möchtest. Auch fürs Räuchern – eine der Anwendungen in der Pflanzenheilkunde – müssen die Kräuter trocken sein.

Ein schattiger, warmer und trockener Standort ist besonders zum Trocknen der Pflanzen mit ätherischen Ölen zu bevorzugen. Ihre Inhaltsstoffe würden bei Sonneneinstrahlung ihren Duft sofort verströmen und sich verflüchtigen. Ein gewöhnlicher Wäscheständer, auf dem du ein Leinentuch ausbreiten kannst, um die Blätter großzügig darauf zu verteilen, hat sich hier am besten bewährt. Alternativ kann ich auch einen Dörrapparat empfehlen.

Wenn du deine Kräutersträuße gemäß vieler Abbildungen aus Zeitschriften kopfüber an der Decke aufhängen möchtest, um sie für einen Tee zu trocknen, solltest du danach auch die Stängel mit verwenden. Denn die wertvollen Inhaltsstoffe der Pflanzen ziehen sich, wenn die Blätter und Blüten nicht sofort vom Stängel gelöst werden, in diesen zurück. Wenn du dann für deinen Tee die getrockneten Blüten und Blätter abzupfst und den Stängel entsorgst, würde das Wertvollste im Biomüll landen.

Getrocknete Pflanzen richtig aufbewahren

Sobald die Kräuter trocken sind (das erkennst du daran, dass sie zwischen deinen Fingern zerbröseln oder knistern), müssen sie vor Licht, Luft und Feuchtigkeit geschützt werden. Bis du sie verwendest, kannst du sie in dunkle und gut verschließbare Behälter abfüllen und diese mit dem Pflanzennamen und ihrem Herstellungsdatum versehen. In der Regel sind sie so ein Jahr lang haltbar.

Löslichkeit der Heilpflanzen

Die sekundären Inhaltsstoffe der Pflanzen, die wir für unsere Anwendungen ausziehen möchten, lösen sich manchmal nur in spezifischen Stoffen. Manche sind fett-, wasser-, essig-, oder alkohollöslich. Solltest du also außerhalb dieser Anleitungen andere Pflanzen ausziehen, lohnt sich ein Blick in ein Pflanzenbuch.

Anwendungen pausieren

Allgemein gilt bei der Anwendung der meisten Heilpflanzen, nach sechs Wochen zu pausieren oder auf Pflanzen mit ähnlichen Wirkstoffen umzusteigen, um Gewohnheitseffekten vorzubeugen und Langzeitwirkungen zu verhindern.

Weitere mögliche Schritte

Sollten dich nach dem Lesen meines Trauerbuchs die Heilkräuter beeindruckt haben, dann greife ruhig als nächstes zu einem Pflanzenbuch, um noch tiefer in die Materie einzusteigen. Denn ihre hilfreiche Wirksamkeit bei Trauer ist nur ein Teil der vielfältigen und reichhaltigen Welt der heilenden Kräuter.

Zum Schluss

Die Pflanzen blühen und helfen aus sich selbst heraus. Es scheint fast so, als müssten sie gar nicht erst nach ihrer Bestimmung suchen. Wurde womöglich alles, was für sie einmal relevant sein würde, bereits in ihrem kleinen schlichten Samenkern festgelegt? In einem unscheinbaren und schmucklosen Gebilde?

Ist es nicht wunderbar, was alles entstehen kann, welche Vielfalt, Schönheit und Heilwirkungen sich daraus entwickeln? Ist das auch der Grund, weshalb wir so viel Kraft aus der Natur schöpfen können? Weil wir intuitiv spüren, dass sich die Pflanzen bereits in jenem Gleichklang befinden, nach dem wir manchmal ein Leben lang suchen?

Wenn es uns, ähnlich wie den Pflanzen, zuweilen gelänge, unserer inneren Stimme zu folgen, könnten wir dann auch öfter dieses Gefühl der Einheit spüren und uns mit einer Energie verbinden, die für uns alle sorgt und die den Pflanzen längst eigen ist? Denn all die pflanzlichen Heilanwendungen, die in diesem Buch skizziert wurden, wirken immer zugleich auf Körper, Seele und Geist, eben gerade, weil sie von etwas gespeist werden, das größer ist als sie.

Wenn du in diesem Bewusstsein die Anwendungen nutzt, könnte eine Veränderung geschehen. Wähle gern die Angebote aus, die dich ganz spontan anziehen. Dann lasse sie auf dich wirken.

Veränderungen sind nicht immer spektakulär. Oft sind es gerade die kleinen, unmerklichen Dinge und Handlungen, die einen Wandel schaffen. Vielleicht ist es auch nur ein zaghaftes Ja zu einem Leben, das manchmal sehr schmerzhaft und gleichzeitig wunderschön sein kann.

Dank

Ich danke all meinen Lehrer:innen, die mich einst in der Heilpflanzenkunde unterrichteten.

Ich danke dem Patmos-Verlag, Claudia Lueg, meiner Lektorin Ina Raki und auch Victoria Marini für die Unterstützung dabei, mein Wissen und meine Ideen in die Welt zu tragen.

Ich danke all den Menschen, die mich beim Erstellen dieses Buches unterstützt haben, die mir Ringelblumen schenkten, Huflattich-Zigaretten drehten, die Location (Badewanne) für mein Foto-Shooting bereitstellten, Döschen organisierten, als Fotomodel einsprangen und einigen Fotos den letzten Schliff gaben.

Ich danke den Menschen, die auf dem Weg der Trauer an meiner Seite waren, und denjenigen, die es noch immer sind.

Ich danke meiner Hündin Tara, die im Alter von 14 Jahren noch immer mit mir durch die Wiesen und Felder streift.

Ich danke meiner kleinen Familie im Hier – und meiner großen Familie im Jenseits – für ihre Liebe und Begleitung.

Ich danke ganz besonders meinen Söhnen Kasimir und Nicolai. Kasi für sein aufmerksames Zuhören, seine klugen Einwände und letzten Fotobearbeitungen und Nico für seine stete Inspiration.

Ich danke der Dankbarkeit, die trotz der Schwere oder gerade deshalb verstärkt in mein Leben kam, denn ohne sie wäre ein Weiterkommen nicht möglich.

Ich danke der Quelle, der göttlichen Energie, deren Wirken durch die heilenden Pflanzen ich beschreiben darf.

Ich bin dankbar für eben jene Verbindung zu den Seelen, die wir manchmal verloren glauben. Ein großer Teil meines Schreibens resultiert aus dieser Kommunikation.

Ich danke den Pflanzen für ihre Weisheit, die sie uns jeden neuen Tag und völlig umsonst zur Verfügung stellt.

Ich danke meinem Mann, der mir immer wieder vorlebt, wie sehr es auf jede Einzelne und jeden Einzelnen ankommt, diesen Schatz zu schützen. Manchmal müssen wir dafür unseren inneren Schweinehund überwinden. Aber es wird Zeit, der Natur etwas zurückzugeben und sie mit derselben Liebe und Fürsorge zu bedenken, die sie uns, solange sie vermag, entgegenbringen wird.

Quellen und Literatur

https://heilkraeuter.de/lexikon/
Bader, Marlis: Räuchern mit heimischen Kräuter, München 2003, 7. Auflage 2007
Bühring, Ursel: Praxis-Lehrbuch der modernen Heilpflanzenkunde, Stuttgart 2005
Bühring, Ursel: Alles über Heilpflanzen, Hohenheim 2007
Kalbermatten, Roger: Wesen und Signatur der Heilpflanzen, Aarau 2002, 5. Auflage 2008
Parke, Silja: Ganz schön wild – Wildkräuter für Hausapotheke, Naturkosmetik, Genuss, München 2021
Rogge, Anne: Geschenke aus der Natur, Stuttgart 2013
Stumpf, Ursula: Pflanzengöttinnen und ihre Heilkräuter, Stuttgart 2017
Vonarburg, Bruno: Energetisierte Heilpflanzen, Aarau 2010